U0241225

社区健康管理专业建设
——基于"宽基础、活模块"理论

邓斌菊/著

博学
文库

BOXUE WENKU

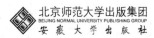

北京师范大学出版集团
BEIJING NORMAL UNIVERSITY PUBLISHING GROUP
安徽大学出版社

图书在版编目(CIP)数据

社区健康管理专业建设:基于"宽基础、活模块"理论/邓斌菊
著.—合肥:安徽大学出版社,2015.11
(博学文库)
ISBN 978-7-5664-0996-6

Ⅰ.①社… Ⅱ.①邓… Ⅲ.①社区医学—卫生保健—学科建
设—研究—高等职业教育 Ⅳ.①R197.1

中国版本图书馆 CIP 数据核字(2015)第 183761 号

社区健康管理专业建设——基于"宽基础、活模块"理论
shequ jiankang guanli zhuanye jianshe——jiyu kuanjichu huomokuai lilun
邓斌菊 著

出版发行   北京师范大学出版集团
            安 徽 大 学 出 版 社
            (安徽省合肥市肥西路 3 号 邮编 230039)
            www.bnupg.com.cn
            www.ahupress.com.cn
印   刷:安徽省人民印刷有限公司
经   销:全国新华书店
开   本:152mm×228mm
印   张:8.25
字   数:100 千字
版   次:2015 年 11 月第 1 版
印   次:2015 年 11 月第 1 次印刷
定   价:30.00 元
ISBN 978-7-5664-0996-6

策划编辑:卢 坡   装帧设计:李 军 金伶智
责任编辑:刘婷婷 卢 坡   美术编辑:李 军
责任校对:程中业   责任印制:陈 如

目　录

前　言 …………………………………………………………… 1

第一章　绪论 …………………………………………………… 1

  第一节　问题的提出 …………………………………………… 2

  第二节　社区健康管理专业建设研究综述 ………………… 6

  第三节　社区健康管理专业建设的意义 …………………… 26

  第四节　研究思路与创新 …………………………………… 28

第二章　社区健康管理专业建设的理论基础 ………… 30

  第一节　立论依据 …………………………………………… 30

  第二节　"宽基础、活模块"课程开发模式 ……………… 35

第三章　社区健康管理行业现状调查 ………………… 46

  第一节　调查对象与调查方法 ……………………………… 47

  第二节　调查结果 …………………………………………… 48

  第三节　调查结果分析与讨论 ……………………………… 51

第四章　社区健康管理专业建设的可行性论证 ……… 55

　第一节　社区健康管理专业建设的必要性 ………… 56

　第二节　社区健康管理专业毕业生就业前景分析 ……… 58

　第三节　社区健康管理专业建设的可行性 ………… 61

第五章　社区健康管理专业建设方案 ……………… 64

　第一节　社区健康管理专业建设目标 ……………… 64

　第二节　社区健康管理专业课程开发理念 ………… 65

　第三节　社区健康管理专业课程的性质和特点 ……… 66

　第四节　社区健康管理专业课程分析 ……………… 67

　第五节　社区健康管理专业课程目标 ……………… 81

　第六节　社区健康管理专业课程设计 ……………… 83

　第七节　社区健康管理专业建设人才培养方案 ……… 87

　第八节　社区健康管理专业课程实施构想 ………… 95

　第九节　社区健康管理专业课程评价设想 ………… 98

第六章　结语 ………………………………………… 102

　第一节　总结概述 …………………………………… 102

　第二节　需要继续探索和解决的问题 ……………… 103

　第三节　建议与思考 ………………………………… 104

附录 …………………………………………………… 106

　附录一 ……………………………………………… 106

　附录二 ……………………………………………… 107

参考文献 ……………………………………………… 110

后　记 ………………………………………………… 117

前　言

　　实用型专业人才的培养是职业教育与社会需求相结合的桥梁和枢纽,而适销对路的人才培养的首要和关键环节则是特色专业的建设。专业建设是体现职业教育与市场需求吻合程度的重要指标,是职业院校保持自身可持续发展、提高学生就业竞争力的有效途径。社会经济的迅猛发展、公众生活水平的提高,使得市场对卫生服务人才的需求发生快速变迁。在高等医学教育规模不断扩大的情况下,卫生职业学院若死守护理等老牌专业课程的壁垒,终将被经济发展的大潮所淹没,其要在夹缝中找到自己的生存空间,必由之路只能是结合自身特点开拓创新,及时建设一些能够影响其服务人群的新专业,在市场中寻求生存契机。职业教育必须依据市场需求来调整专业设置和教学内容,而专业建设强调自主决策,这有利于职业院校提高自身的教育品质,满足社会人才需求。

　　本书为安徽省教育厅质量工程研究项目"社区健康管理特色专业开发建设"(项目编号:2014tszy087)的研究成果。这项研究以皖北卫生职业学院开发建设,以"宽基础、活模块"课程模式特色的社区健康管理专业为模型,综述国内外职业教育专业建设的研究现状,以及我国经济发展引起的公众健康状况对卫生职业教育专业课程改革的影响,论述在卫生类高职院校建设社区健康管理专业的必要性和可行性。进而以职业教育课程建设理论为基础,以皖北卫生职业学院为个案,对卫生类高职院校专业建设的组织构建、情境分析、目标拟定、方案编制、解释与实施、修订与深化进行探索性研究。本书主要运用文献综述、问卷及访谈调查等方法,阐释社区健康管理专业培养目标的确定、教学内容的选择、实施方案的设计,以及教育评价的设想,分析此过程中可能存在的问题,从而提出改进意见,并对卫生类职业院校新专业的建设工作提出一些建议和思考。

在皖北卫生职业学院开发建设"社区健康管理专业",将为学生开创一条宽阔的就业渠道,凸显学院办学特色,更好地实现职业教育目标,推进职业院校教育改革。之所以这样说,主要鉴于以下原因。

首先,卫生类职业院校开发建设社区健康管理专业符合国家政策要求。

随着我国老年人口的增多、人们工作压力的增大,疾病的种类尤其是慢性非传染性疾病(后称"慢病")也随之增多,用于诊断和治疗的费用开支巨大,这对人们的正常生活产生巨大影响,加之人们又有延长寿命、提高生活质量的期望,所以对健康维护及改善的需求日益增长。因而,仅仅关注疾病诊断和治疗的传统的医疗服务模式已不能满足社会需求,人们对健康维护的关注点由重视"诊断和治疗"转移到了重视完善的"健康维护和管理系统"的建立。《中国慢性病防治工作规划(2012-2015年)》(卫疾控发〔2012〕34号)中明确指出:"'十二五'时期是加强慢性病防治的关键时期,要把加强慢性病防治工作作为改善民生、推进医改的重要内容,采取有力有效措施,尽快遏制慢性病高发态势。"该规划还强调:"以社区为基础,以城乡全体居民为服务对象,以控制慢性病危险因素为干预重点,以健康教育、健康促进和患者管理为主要手段,强化基层医疗卫生机构的防治作用,促进预防、干预、治疗的有机结合。"而包含在慢性病中的慢性非传染性疾病,即慢病的防治过程正是社区健康管理服务的主要工作内容。

提高国民健康素质是我国政府重要的社会发展目标之一,健康管理是实现这一重要目标的最有效途径。卫生部颁布预防性诊疗服务规范,将健康产业的主题定为健康管理。卫生部职业技能鉴定指导中心于2004年组织有关专家探讨是否有必要设立一种新职业来满足社会健康管理的大量需求,2005年该中心组织开展了健康管理师新职业的申报工作。2005年8月2日,中华人民共和国劳动和社会保障部职业技能鉴定中心函复卫生部职业技能鉴定指导中心,"同意将健康管理师……列为新职业"。

教育部最新公布的《关于征求对〈高等职业学校专业目录(修订二稿)〉意见的通知》(教职成司函[2014]152号)中列出"1208健康管理与促进类",代码为650313。社区健康管理专业隶属这一系列,是教育部允许开设的专业。

据此,建设以健康促进教育和健康维护为目标的社区健康管理专业,不仅符合国家和安徽省的政策要求,而且势在必行。

其次,开发建设社区健康管理专业是市场对卫生服务人才的急切需求。

继美、日等发达国家之后,健康管理在全球范围内迅速兴起,成为当前卫生行业的发展潮流。我国的健康管理产业真正起步是在近年,是一个刚刚兴起且有广阔前景的朝阳产业,发展势头强劲。然而,现今仅有部分高校设有健康管理专业或与其相关专业,安徽省尚无将"社区健康管理"作为专业在卫生职业学院开设的先例,卫生职业教育明显滞后于市场需求。

《安徽省慢性病防治工作规划(2012-2015年)》指出:"我省是人口大省,近年来随着我省工业化、城镇化、老龄化进程的不断加快,慢性病也呈快速上升势头。根据样本抽样调查、死因登记点报告,我省 18 岁以上成人高血压患病率为 25.4％,糖尿病患病率为 3.2％,血脂异常患病率为 19.3％,恶性肿瘤年均发病率为 145.36/10 万,恶性肿瘤、脑血管病、心脏病和呼吸系统疾病等主要慢性病分列死因顺位的前四位。与我省慢性病防控工作所面临的严峻挑战不相适应的是,当前全社会对慢性病严重危害普遍认识不足,政府主导、多部门合作、全社会参与的工作机制尚未建立,慢性病防治网络尚不健全,卫生资源配置不尽合理,人才队伍建设亟待加强。"皖北卫生职业学院地处的皖北平原,土地面积约占全省的四分之一,人口占全省的三分之一以上。因此,皖北乃至全省卫生人才市场,需要一大批可以胜任以健康教育、健康促进和患者管理为主要手段、建设基层医疗卫生机构慢性病防治网络的社区健康维护人员。可见,新兴的健康服务行业势必会有广阔的市场前景。

据此,将社区健康管理作为卫生职业学院的新兴专业进行开发建设,既可以满足人才市场的需求,又拓宽了卫生职业学院毕业生的就业渠道。在皖北卫生职业学院进行社区健康管理专业建设,是优化皖北地区乃至全省的地方卫生技术队伍结构,提升卫生技术队伍的专业素质,适应卫生事业快速发展的需要;是促进区域经济结构合理调整的需要;是学院自身发展的需要;是职业教育引领人才市场并具备预见性的职业教育原则的充分体现。

再次,开发建设以"宽基础、活模块"为特色的社区健康管理专业是皖北卫生职业学院学生发展的需要。

职业院校学生的知识基础和个性特征的差异性很大,这就要求教学内容要适合学生的个性发展,尤其是要满足不同层次学生的需求,使学生的职业能力得到较好发展。据我国首批健康管理硕士研究生唐海的介绍,健康管理主要需要三类人才,一是健康管理师,二是营养师,三是心理咨询师。由于这些人才都属于国家近年公布的新职业人才,现有资源有限,大部分需要经过培训,他们对于整个健康行业来说都十分紧缺。市场调研和就业前景分析表明,社区健康管理专业与卫生职业学院培养人才的知识结构是相吻合的。而以"宽基础、活模块"为特色的专业课程体系的建立,能够更好地体现学习内容的多样化,使得学生在走进卫生人才市场之前能够在健康管理师、心理咨询师和营养师等多个职业的职业群中做出选择或自主组合,给不同基础和个性特点的学生提供更大的选择空间,有利于学生整体素质的提高和专业能力的发展。

最后,皖北卫生职业学院具备开设社区健康管理专业的教育条件。

皖北卫生职业学院现有占地343亩,校舍建筑面积7.5万多平方米;专任教师120人,15%具有硕士学位,27%为副高级以上专业技术职务;拥有总值2000余万元的教学仪器设备,公共、基础和专业实验室共87个;计算机300台,多媒体教室800座,语音室140座,电子阅览室90座;图书馆藏书约39万册;二级甲等综合性附属医院1所,专业技术人员1190人;校外实习基地33个。可见,皖北卫生职业学院足以为开设社区健康管理专业提供良好的教学环境。

皖北卫生职业学院现有专职、兼职教师120人,其中公共卫生专业教师4人,均为硕士或在读硕士研究生;从事多年实践工作的二级心理咨询师3人,另有2人即将取得二级心理咨询师资格证书;长期与宿州市卫生局联合举办社区卫生服务人员能力建设培训,与宿州市数十家社区卫生服务中心长期保持人员和业务交流。学院成立专门的医学教育研究办公室,重视教育教学研究工作,教育人员具备较强的科研意识和能力,每年都有多项教研成果问世,并有百余篇研究论文发表。这些教育资源为开设社区健康管理专业提供了教学团队和业务上的强有力的保障。

可见,在皖北卫生职业学院,对以"宽基础、活模块"为特色的社区健康管理专业的开发建设进行尝试性研究,顺应了当下卫生行业人才专业发展方向的新潮流,增强了学院的市场竞争意识和竞争实力,促进了皖北乃至安徽省卫生职业教育事业的发展。

本书共分为五个部分:绪论、社区健康管理专业建设的理论基础、社区健康管理行业现状调查、社区健康管理专业建设的可行性论证、社区健康管理专业建设方案,以及结语。

第一章,绪论。介绍选题的背景;界定职业教育的专业、课程、专业建设、专业课程开发,以及健康管理、社区健康管理等概念;相关研究的综述与分析;研究的意义;研究思路与创新;论著的结构等。

第二章,社区健康管理专业建设的理论基础。寻找将社区健康管理作为卫生类高职院校专业课程进行开发建设的立论依据;概述职业教育专业课程开发的类型,分析各种专业课程模式的优势和劣势,并针对健康管理行业技能需求情况和皖北卫生职业学院这一个案特点,选定专业课程开发模式。

第三章,社区健康管理行业现状调查。以皖北某市为例,运用问卷及访谈相结合的方法,调查该市及其所辖县区城乡社区健康管理行业的现状,分析行业需求,作为制定专业人才培养方案的依据。

第四章,社区健康管理专业建设的可行性论证。以市场调研为依据,结合安徽省卫生人才需求状况,从社区健康管理专业建设的必要性、毕业生就业前景及皖北卫生职业学院的教育资源等层面论证该专业建设的可行性。

第五章,社区健康管理专业建设方案。此为本书的主要部分。论述社区健康管理专业课程开发建设理念的确立、专业课程的性质和特点的选择、专业课程的分析、专业课程目标的制定、专业课程的设计、人才培养方案的确定、教学实施的构想以及专业课程效果评价的设想等具体问题。

第六章,结语。小结本书内容,分析建设过程中可能遇到的困难及其解决办法,并针对卫生类职业院校新专业开发建设问题提出建议。

本书尽可能完整地论述高职院校开发建设新专业的思路和过程,若能为同行提供有益的参考,作者甚感欣慰。

本书的出版承蒙皖北卫生职业学院领导和相关部门以及安徽大学出版社的大力支持,深表感谢!

由于才疏学浅,时间仓促,书中难免出现疏漏或错误,期盼同行和读者给予批评指正,衷心感谢!

作者

2015 年 2 月

第一章　绪论

综览各国职业教育改革不难发现,职业教育适应并促进社会经济发展的功能,表现在职业院校办学层次、教育质量等诸多方面,而专业和课程是核心,关系到学院的生存、兴衰、发展和声誉等重要问题。职业技术教育课程按职业——专业划分领域。[①]"专业"一词在不同的语言环境中,有着不同的解释。可以理解为"一种技术含量较高的职业或职业群;一项专门知识或技术;具有较高要求的社会活动;知识或科学类别等","专业的构成主要有专业培养目标、课程体系和专业中的人"。[②] 专业设置与建设应根据经济建设和社会发展需要,为社会发展服务;专业设置应发挥长处和优势,突显学校的特色;还应以有限的专业覆盖尽量多的职业岗位,注重课程内的综合性,以及相近专业之间相互的渗透、联系和沟通;还应注意超前性,考虑人才培养的周期性,预见产业发展的趋势,适应社会的发展与进步;要处理好稳定性与灵活性的关系,适时调整;应突出职业教

---

① 黄克孝:《职业和技术教育课程概论》,上海:华东师范大学出版社,2001年,第28页。

② 李向东、卢双盈:《职业教育学新编》,北京:高等教育出版社,2005年,第166页。

育的特点和培养人才的定位,具有一定的技术难度,毕业生应具有技术专长,能做比较复杂的技术性劳动。

专业建设的这些特点都体现在课程实施的过程中,因此,课程开发是专业建设的中心问题。具体而言,职业教育课程既是职业教育目标的具体反映,又是达成职业教育目标的核心。"社区健康管理"作为专业课程在卫生职业学院的建设和开发就可以体现上述特点。本研究主要从专业课程开发的角度,论述卫生职业学院以市场需求为导向的新专业建设的过程和方法。

第一节　问题的提出

一、研究背景

实用型专业人才的培养是职业教育与社会需求相结合的桥梁和枢纽,而适销对路的人才培养的首要和关键环节则是特色专业的建设。专业建设是体现职业教育与市场需求吻合程度的重要指标,是职业院校保持自身可持续发展、提高学生就业竞争力的有效途径。我国著名经济学家厉以宁说:"高质量、有特色的教育永远是稀缺资源。"因此,职业院校要通过专业来实现人才培养的目标,发展的重点方向是要找到自身的办学特色,其着眼点则是建设有特色的专业。这是在职业教育大众化的今天,学院能够持续发展、提高学生就业竞争力、取得竞争优势的有效途径。在经济迅猛发展、公众生活水平提高、社会对卫生服务人才的需求发生快速变迁的今天,对卫生职业学院来说,在高等医学教育规模不断扩大的情况下,若死守"护理"等老牌专业课程的壁垒,终将被经济发展的大潮所淹没,要在夹缝中寻求自己的生存空间,必由之路只能是结合自身特点开拓创新,及时开发建设能够影响其行业服务人群的特色专业,培养出适应市场经济发展需求的专业技术人才,寻求生存契机。

近年来,慢病及其诊治费用的不断增多,人们健康意识的逐渐增强,催生了第三次健康革命①的到来,即"健康管理"这一新型卫生服务产业应运而生。《中国慢性病防治工作规划(2012—2015年)》(卫疾控发〔2012〕34号)中明确指出:"'十二五'时期是加强慢性病防治的关键时期,要把加强慢性病防治工作作为改善民生、推进医改的重要内容,采取有力有效措施,尽快遏制慢性病高发态势。"1997年《中共中央、国务院关于卫生改革与发展的决定》出台之后,社区卫生服务模式便给我国医疗卫生服务行业增添了崭新的元素;2001年《关于农村卫生改革与发展的指导意见》中明确指出,乡镇卫生院可转向社区卫生服务功能;2006年2月《国务院关于发展城市社区卫生服务的指导意见》及《关于大力发展城市社区卫生服务的决定》进一步确立了社区卫生服务机构在改善全民卫生水平方面的重要地位;2009年颁布的新医改方案提出的五项重点改革中,包括了健全基层医疗卫生服务体系,逐步缩小城乡差距,促进基本公共卫生服务逐步均等化的目标。国家的政策导向,使得城乡社区卫生服务行业逐渐被认可并受到广泛关注。《安徽省慢性病防治工作规划(2012—2015年)》强调:"以社区为基础,以城乡全体居民为服务对象,以控制慢性病危险因素为干预重点,以健康教育、健康促进和患者管理为主要手段,强化基层医疗卫生机构的防治作用,促进预防、干预、治疗的有机结合。"国家卫生部部长陈竺在纪念爱国卫生运动60周年大会发言中指出,慢性病对民众的健康威胁日益加重,不仅成为重要的公共卫生问题,而且给经济社会发展带来严重负担。目前中国的高血压、糖尿病等慢性病患者超过2.6亿人,癌症、心血管病等慢性病占到人群死因构成的85%,占疾病负担的69%。但社会对慢性病的危害程度和蔓延程度在认识上还未给予足够的

---

①　郑斌、张勘:《对社区健康管理的认识与思考》,载《上海医药》,2012年第24期。

重视,导致慢性病的原因主要是不健康的生活方式。参照国外健康管理的成功经验,健康管理能有效地控制危险因素,减缓慢性疾病的发展速度。美国实施健康管理计划后,1978年至1983年5年间,国民胆固醇水平下降2%,血压水平下降4%,冠心病发病率下降16%。美国健康管理20多年研究显示,健康管理对于任何企业和个人都有一个90%和10%的关系,即90%的个人或企业通过健康管理后,医疗费用降到原来的10%,而10%的个人和企业没有进行健康管理,医疗费用比原来提升了90%。① 可见,健康管理能有效地节约卫生费用,缓解个人的医疗服务需求压力。提高国民健康素质是我国政府确立的重要社会发展目标之一,健康管理是实现这一重要目标的最有效途径,而社区卫生服务机构恰是有效实施健康管理的基本单位。然而,目前我国医疗资源仍然有限,且大多集中在城市,而在三线以下城市尤其是城镇乡村中,由于各种卫生资源匮乏,社区卫生机构对居民的健康教育和健康维护等基本卫生服务工作尚未能深入开展,人们对生活方式疾病认识不足甚至缺失,慢病及其并发症的发生率、致残率和致死率居高不下,严重威胁居民健康状况和生活质量,给家庭和社会带来重大经济损失。因此,广大城乡社区亟待落实健康管理服务工作,而面向城乡的健康管理专业技术人员的缺乏又是阻止其有效实施的瓶颈。

继美、日等发达国家之后,健康管理在全球范围内兴起,成为当前卫生行业的发展潮流。我国的健康管理产业真正起步在近年,是一个在公共卫生服务行业中刚刚兴起且有广阔市场前景的朝阳产业,市场急需一大批能胜任健康管理服务的专业技术人才。可以用一组对比数据来说明:美国每10个人中就有7个人享有健康管理服务,而中国超过13亿的人口,目前只

---

① 谢昀昀、万晓光、曾渝:《健康管理专业人才高校培养模式探讨》,载《中国校外教育》,2013年第9期。

有 1000 多位健康管理师,5000 余人从事健康管理相关工作。早在 2007 年,健康管理就已被列入国家"十一五"规划,劳动部、卫生部公告中明确把健康管理作为卫生特有行业,实行就业准入,当时全国预计人才缺口 400 万人,市场需求是巨大的。国家卫生部曾对 10 个城市上班族进行调查,发现处于亚健康状态的人占 48%。[①] 健康管理人才远远不能满足迅速增长的市场需要,健康管理人才的培养势在必行。现今,我国仅有少数高校设有健康管理专业或其相近专业,安徽省尚无将社区健康管理作为专业在卫生职业学院开设的先例,职业教育明显滞后于市场需求。《安徽省慢性病防治工作规划(2012－2015年)》指出:"我省是人口大省,近年来随着我省工业化、城镇化、老龄化进程的不断加快,慢性病也呈快速上升势头。根据样本抽样调查和部分肿瘤、死因登记点报告,我省 18 岁以上成人高血压患病率为 25.4%,糖尿病患病率为 3.2%,血脂异常患病率为 19.3%,恶性肿瘤年均发病率为 145.36/10 万,恶性肿瘤、脑血管病、心脏病和呼吸系统疾病等主要慢性病分列死因顺位的前四位。与我省慢性病防控工作所面临的严峻挑战不相适应的是,当前全社会对慢性病严重危害普遍认识不足,政府主导、多部门合作、全社会参与的工作机制尚未建立,慢性病防治网络尚不健全,卫生资源配置不尽合理,人才队伍建设亟待加强。"破解这些问题的首要方法,就是培养一大批健康管理专业技术人才,切实为居民开展健康教育和健康促进工作。皖北卫生职业学院地处安徽省北部平原。皖北地区土地面积约占全省的四分之一,人口占全省的三分之一以上。培养能够真正做好居民健康管理工作的专业技术人才,填补地域卫生服务行业人才市场的巨大缺口,便成为皖北卫生职业学院不可推卸的历史使命。将"社区健康管理"作为皖北卫生职业学院的特色专

---

① 谢昀昀、万晓光、曾渝:《健康管理专业人才高校培养模式探讨》,载《中国校外教育》,2013 年第 9 期。

业进行开发建设,既可以满足人才市场的需求,又拓宽了毕业生的就业渠道。"社区健康管理"这一紧缺专业的开发建设,是优化皖北地区乃至全省的地方卫生技术队伍结构,提升卫生技术队伍素质,适应卫生事业快速发展的需要;是促进区域经济结构合理调整的需要;是学院和学生自身成长的需要;是职业教育引领人才市场并具备预见性的职业教育原则的充分体现。

二、研究问题

本研究系以皖北卫生职业学院为例,在三年制高职教育中尝试进行"社区健康管理"专业建设的应用性研究,旨在为卫生职业院校开展新专业建设工作提供参考。本书研究的主要问题是,以适应地域经济发展为前提,以"宽基础、活模块"等职业教育理论为基础,以广大城镇乡村为重点,进行社区健康管理行业分析,依据行业分析结果和专业开发与建设的相关理论,拟订专业建设目标和人才培养方案,制订专业课程体系。专业建设过程中最主要的内容是专业课程体系构建,包括确定课程目标、选择教学内容、设计实施方案(包括师资配备、教学设计、教学实施等)、构建课程评价体系等。

第二节　社区健康管理专业建设研究综述

一、相关概念的界定

(一)职业教育相关概念

1. 专业与课程

(1)专业的含义

目前,对专业的解释是多样的,大体可以归纳为以下几种观点。《教育大辞典》第 3 卷指出,"专业"是中国、苏联等国高校培养学生的各个专业领域,大体相当于《国际教育标准分类》的课程计划或美国学校的主修。《辞海》对"专业"的表述是"高等学校或中等专业学校根据社会分工需要而划分的学业门类"。潘懋元、王伟廉在其主编的《高等教育学》中将"专业"定义为课程的一种组织形式。也有学者认为,"专业"是指根据学科门类和社会职业分工需要分门别类进行高深专门知识教与学活动的基本单位。课程组合专业的模式在美国比较普遍,当社会出现新的职业需求时,在职业院校里首先不是以专业的形式而是以课程的形式出现。学者对职业教育的专业概念有着比较一致的看法,即职业院校因其人才培养目标的特殊性,专业强调职业性,职业性是职业延续专业的本质特征。它不是对学科体系专业分类的简单复制,而是对真实的社会职业群或岗位群所需的共同知识、技能和能力的科学编码,从本源上与社会职业紧密相关。职业发展是专业设置的基础,是规范专业设置的标准。同时,职业院校的专业也注重基础性和就业的适应性。在教学实际中,专业既是学校制订培养目标、教学计划,进行招生、教学、毕业生就业等各项工作,以及培养生活能力、输送人才的依据,同时也是学生选择学习方向、学习内容的依据。[1]

本研究对专业的理解更倾向于以下观点:"专业"是指职业学校根据某职业岗位对劳动者的素质和技术要求,依据教育的基本规律以及终身教育的基本理论而组建的课程群。专业要体现职业技术性,其课程群的组建要符合职业教育基本规律,培养的毕业生要符合岗位综合能力的要求,还要为终身教育奠定必要的专业知识基础。专业表面上是社会人才市场与职业学校的结合点,实质上是岗位综合能力与课程群有机结合的具体体现。专业培养目标的设置往往按照职业岗位综合能力的

---

① 刘虎:《高等职业院校专业建设研究——基于系统分析的方法》,上海:华东师范大学硕士学位论文,2011年。

要求来进行,是课程群组建的重要依据。① 专业是职业岗位综合能力要求与学校教学课程群衔接的桥梁和纽带。

(2)关于课程

"课程"(Curriculum)一词的拉丁语词根意指"跑道",后被引申为教育学术语,泛指学习学校教材的进程。在教育研究中,"课程"往往被赋予极其丰富的含义。"课程"概念一般可概括为三大范畴领域或三个层面:第一层,课程是记录了学校制订的教育工作计划的范围和安排的书面文件;第二层,课程是学校教育下位体系的课程体系,如设置什么课程、课程次序、课程结构、课程评价等;第三层,课程是学科领域的同义词,如课程研制、课程的性质及课程领域诸方面的理论和实践的研究。② 职业教育(也称"职业技术教育"③)课程与普通教育课程既有共性也有不同。根据一般课程论的课程观,结合职业技术教育的具体特点,将"职业技术教育课程"定义为,职业技术学校和培训机构为实现特定培养目标而选择的教育和培训内容及其安排的总和。④

据此,本研究将职业教育课程从理论上理解为符合职业教育目标的各种专业教学科目的选择、开发方案设计及其具体实施的过程。

2.专业建设与专业课程开发

(1)专业建设的内涵

上海市教育科学研究院职业教育与成人教育研究所的职

① 谢勇旗:《高等职业教育专业设置研究》,天津:天津大学硕士学位论文,2004年。

② 马庆发:《当代职业教育新论》,上海:上海教育出版社,2002年,第17页。

③ 李向东、卢双盈:《职业教育学新编》,北京:高等教育出版社,2005年,第24页。

④ 张家祥、钱景舫:《职业技术教育学》,上海:华东师范大学出版社,2001年,第123页。

业教育专家雷正光教授认为,专业建设是一个专业的调研、设置、开发、实施以及监控和评价的全过程。专业建设与区域经济的发展息息相关,专业建设的成效直接关系到职业院校办学特色的呈现和人才培养质量的优劣。专业建设往往以系统论、实践论、信息论、合作论、管理论、教学论等为理论依据,以市场需求、就业导向、系统实施、多元合作、科研引领、产业适应、动态发展、精品目标等为原则,强调市场意识、超前意识、规范意识、复合意识、科研意识、实力意识、重点意识、品牌意识,突出系统性、程序性、动态性、周期性、前瞻性等特征。专业建设体系内容如下:专业现状、需求和发展的调研报告,可行性分析报告,专家论证意见书,专业建设规划和实施,专业建设中学生职业人格的塑造,校企合作或职教集团的组建,专业建设指导委员会,教学计划(目标、规格、内容、进程),教学大纲(性质、目标、内容、安排),精品课程建设,教材(自编、选用或讲义等),专业教学模式创新的教学方法改革,师资配备(学科带头人、专业团队、双师型),教学与培训中的设备与实训基地,专业实施中的监控和评价。专业建设策略有八个方面,一是专业建设示范化,以示范专业建设为龙头引领专业群建设;二是专业建设系统化,以系统论的概念来实施专业建设,避免专业建设中的"一失多失";三是专业建设区域化,以服务区域经济社会发展为专业建设宗旨;四是专业建设合作化,以校企合作共赢为机制的专业建设发展思路;五是专业建设功能化,在专业建设过程中要重视教书育人、全面发展的功能,同时实训基地建设注重真实性、专业性、先进性、共享性、拓展性以及效益性等;六是专业建设动态化,专业建设过程中要关注经济发展的动态、产业结构的调整以及企业岗位需求的变化,及时、适度地动态调整;七是专业建设人文化,以学生的高素质为核心展开专业建设活动,一切为了学生,切切实实地提高教学质量;八是专业建设国际化,适应市场全球化的专业建设新视角、新动向、新模式。专业建设的监控分为专业设置监控、专业实施监控和专业效果监控三种类型。专业设置监控包括社会需求、资源条件两类。社会需求包括经济需求和大众需求两类，资源条件包括软件资源和硬件资源等。经济需求监控是指某一专业满足行业企业等社会用人单位的人才需求程度，如较多用人单位表示不需要某专业时，应及时预警；大众需求监控是指学生及家长对某一专业的认可及就读取向，如第一志愿填报人数少于专业计划招生数的专业，应及时预警；软件资源监控包括专业师资、课程、管理等，如当专业师资数量或质量不能满足专业设置的要求、课程或管理水平比较落后时，需要及时预警；硬件资源监控包括各种教学设备和设施等，如果设备设施的数量或先进程度达不到专业设置要求，则需要及时预警。专业实施监控由主管副校长、学术委员会、教学委员会等人员或部门来完成，其内容如下：教学目标监控，即当专业教学目标与人才培养目标发生偏离，人才培养的类型规格不符合专业要求时，应及时预警；教学计划（制订）监控，即当教学计划的制订与专业教学目标发生偏离时，如实践性教学课时的比例偏低，须及时预警；师资配备监控，即在专业实践过程中，当专业教师和实习实训教师的数量和能力水平低于专业设置标准时，应及时预警；课程标准监控，即当课程标准制订的工作程序、原则等不适应专业需求时，如没有及时引入行业标准或职业资格鉴定标准等，要及时预警；实训设施监控，即在专业实施过程中，当学生平均实验实训设施占有率和使用率低于专业设置标准时，应及时预警；实习企业监控，即当实习企业提供的实习岗位无法满足学生的正常实习时，应及时预警；重点专业监控，即当重点专业学校配套的资金投入总量少于政府专项经费的一定比例时，要及时预警。专业效果监控的含义有三个方面：一是社会满意度，指用人单位对该专业毕业生在工作态度、知识掌握、解决问题等方面的满意程度，当较多用人单位对毕业生各方面指标评价较低时，则应及时预警;二是学生满意度,指某一专业的在校生和毕业生对本专业的评价,当较多学生表示对本专业不满时,应及时预警;三是政府部门满意度,指政府主管部门对相应专业的评价,当某专业在政府主管部门或由其委托的专业机构对学校开设的各类专业进行系统评价,有些方面需要较大整改时,应及时预警。[①]

综合文献和本研究的主旨,可以将专业建设理解为专业的开发、设置、更新和不断提升水平的活动。专业开发包括调研、论证、分析、设计等活动,专业设置包含教学计划和课程体系的制订、教学设施和师资等教学资源的配置、教学制度(包括质量监控与评价体系)的建设,专业更新是指依据课程评价结果和市场需求进行专业课程的调整与改造。"专业建设"是一种行为的概念,是一种工作和工程的概念,是一个系统的概念。[②] 专业建设是职业院校教学工作的核心,是教学工作主动灵活地适应社会需求的关键环节,是实际教学工作与社会需求紧密结合的纽带,更是体现学院办学水平和能力的重要标尺。职业教育是推进受教育者职业成熟的教育与培训。因此,专业建设要突出职业性和通用性、稳定性和灵活性、针对性和适应性的特性。在专业建设方面,应考虑其是否符合学院专业学科的整体发展规划和布局,是否符合社会人才需求的现状和变化趋势,应与本校的办学方向、层次、规模、能力和特色相适应。应在充分调查社会人才市场需求和经济科技发展需要、参考其他同类学院办学经验的基础上,依据本校办学声誉、办学能力和办学绩效,进行专业发展与调整战略规划。职业院校的教育目标是培养出能够适应生产、建设、管理、服务第一线的应用型专业技术人才,毕业生的知识基础和操作能力与社会工作岗位要求是对应

[①] 雷正光:《市场引领的职业院校专业开发与建设实务(高职版)》,百度文库。

[②] 杨光:《高等职业技术教育专业建设市场性研究》,武汉:华中科技大学博士学位论文,2004 年。

的,专业设置是否适当直接关系到毕业生的社会工作能力和职业院校的声誉及命运。因此,职业院校的专业建设,应在充分考虑各方面因素的基础上,本着"人无我有、人有我优、人优我新"的办学理念,在专业设置、专业培养目标、课程教学内容的选择等方面尽可能凸显学院优势和特色,打造出品牌,增强核心竞争力。专业建设是一项系统工程,要从建设目标、培养模式、课程体系与教学内容、实践教学、教学设计与教学方法、师资队伍等方面体现出特色。其中,师资队伍、实践教学、课程体系的建设是这项工程的重要建设方面。[①]

(2)专业建设与专业课程开发的关系

专业建设与专业课程开发密不可分,专业课程开发是专业建设最核心的部分,是专业建设的基本内容,是专业建设的必然路径。现代社会的发展使生产过程出现了系统化、集体化的特征,科学的发展深化了专业知识,增加了知识运用的复杂性。职业院校的专业设置只有通过优化专业课程结构才能充分体现专业的这些特征,课程决定专业的质的规定性。专业人才培养质量的提高必然要以课程教学活动为载体并得以体现,专业建设的内容和任务是课程建设任务和内容的有序叠加。[②]

(3)课程开发的概念

专业课程开发是专业建设最重要的组成部分。雷正光教授认为,课程开发是指依据市场导向(就业导向),在调研的基础上,实施职业院校新专业(专业方向)开发以及老专业调整改造的一个运作过程,遵循企业需求、教学需求、人文需求、目标规范、效益驱动、上下衔接六项原则,是职业院校办学的核心工作,专业课程开发的优劣决定了社会转型期职业院校的生存与发展情况。职业技术教育涉及社会各个职业领域,需要进行各专业的课程开发。①　黄克孝在《职业和技术教育课程概论》中认为,"课程开发是课程工程涉及的第一个领域,它是指在一定教育宗旨及课程观指导下,系统完整地编制一个或一类课程的一连串作业过程。其任务是把社会发展的客观要求、知识增长的客观趋势和学生成长的客观需求转化为具有适当水准、适当内容、结构优化、功能优越的新课程"。②　职业技术教育课程开发是指创制一个完整的职业技术教育课程的整个过程。结合我国职业教育实际情况,我们认为职业教育课程开发不只解决课程有无的问题,还应该把开发与实施、评价、管理分开。③　参照本研究的具体内容,笔者将"职业教育专业课程开发"理解为,由职业学校的领导者和教育人员根据市场对从业人员要求的发展变化、学校本身的资源、教师的专业能力、学生的学习需要等实际情况所进行的课程目标的制订、内容的选择、课程实施与评价活动的设计,使培养出来的毕业生能够满足社会对人才的需求。

(二)健康管理与社区健康管理

1.健康管理

健康管理作为一门学科和新兴的服务型产业,人们对它的理解很多,从概念的角度说,国内外的理解比较统一。

理解健康管理的含义首先要了解"健康"的内涵。世界卫生组织(WHO)在 1948 年的宪章中对"健康"的定义是:"健康是身体、心理及社会达到的完全安适的状态,而不仅仅是没有疾病或身体虚弱而已(Health is a state of complete physical, mental and social well－being and not merely the absence of

①　李向东、卢双盈:《职业教育学新编》,北京:高等教育出版社,2005 年,第178 页。

②　黄克孝:《职业和技术教育课程概论》,上海:华东师范大学出版社,2001年,第28 页。

③　张家祥、钱景舫:《职业技术教育学》,上海:华东师范大学出版社,2001年,第132 页。

disease or infirmity)。"Ewles 和 Simnett(1985)提出健康的整体概念,也是 WHO 健康定义的具体描述。他们将健康分为以下六种:一是生理的健康,即身体方面的生理功能性健康;二是心理的健康,指具有意识能力执行清楚且有条理的思考活动;三是情绪的健康,指有能力认知情绪,并能表达自己的情绪,亦指压力处理、沮丧及焦虑等调适,并能有效地运用情绪管理;四是社会的健康,指有能力创造和维持与人群之间的互动关系;五是精神的健康,泛指个人的行为信条或原则,即获得内心的平衡,对部分人而言,指宗教信仰及精神寄托等行为;六是团体的健康,人是群居的动物,同时须具备健康的生活领域与生活在健康形态的环境中,融入社区健康概念。[①]

健康管理常被称为"健康促进",1988 年世界卫生组织提出,健康促进(Health Promotion)是使个人与社区能够增加健康决定因素之控制,进而增进健康的一个过程。这个过程需要个人和社区(如学校)直接参与来完成改变,并朝向创造有益于健康的环境。近年来企业将人力视为一种资源加以管理,企业为确保劳动力的正常供应,对于既有人力之管理、如何维护员工身心健康以及如何防止健康损害的措施,被视为人力资源的重要活动之一。因此,今日具有高竞争力之企业组织中,员工健康管理是一个非常重要的议题。[②]

陈君石等人认为,健康管理是指对个体或群体的健康进行全面监测、分析、评估,提供健康咨询和指导以及对健康危险因素进行干预的全过程。[③] 健康管理的目的是调动个体、群体及

---

① 陈俊瑜:《健康管理》,台北:全华科技图书股份有限公司,2006 年,第 10—11 页。

② 陈俊瑜:《健康管理》,台北:全华科技图书股份有限公司,2006 年,第 10—11 页。

③ 陈君石、黄建始:《健康管理概论》,北京:中国协和医科大学出版社,2006年,第 35—80 页。

整个社会的积极性,有效利用有限资源达到最大健康效果。[①]
其具体做法就是,为个体和群体提供有针对性的科学健康信息
并创造条件,采取行动改善健康。[②] 娄培安认为,健康管理是基
于个人健康档案的个性健康事务管理服务,是建立在现代生物
医学和信息化管理技术的模式上,从生物、心理、社会的角度对
每个人进行全面的健康保健服务,协助人们有效维护自身的健
康,以减少或消除危险因素,保证良好的健康状态的过程。[③] 健
康管理应包括健康咨询、健康体检与监测、健康教育、健康危险
因素干预和健康信息管理等。可见,"健康管理"是一个比疾病
管理更宽泛的概念,它应该包括健康个体、亚健康个体甚至疾
病个体的一系列管理,以及疾病预防与疾病治疗。健康管理的
内涵可用图 1-1 表示。[④]

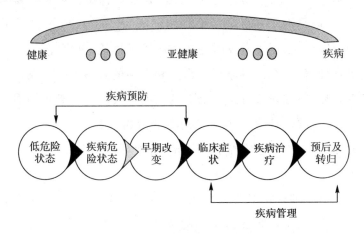

图 1-1　健康管理内涵示意图

① 朱智明、周山、赵强元等:《应用健康管理理念和方法加强军队干部保健
　工作》,载《海军总医院学报》,2009 年第 2 期。
② 任晋生、王丽君、申俊龙等:《健康管理的社会保障效益分析》,载《南京医
　科大学学报(社会科学版)》,2008 年第 2 期。
③ 娄培安:《健康管理概述》,载《中国校医》,2008 年第 1 期。
④ 吴佳静:《中国城市社区医疗与健康管理市场化及策略研究》,上海:上海
　外国语大学硕士学位论文,2013 年。

我国首批健康管理硕士研究生、大连海氏健康管理有限公司总经理唐海认为,健康管理是一项系统工程,通过建档、体检、评估及分析、指导、监控、治疗、保养等一系列个性化服务,评估个人健康状况,预测患病危险性及疾病发展趋势,分析主要健康问题,确定相关危险因素,以预防为主的方针提供基本健康改善指导,以达到身体、心理的健康,使各项生理功能恢复正常;同时,健康管理机构有机地整合自身和医疗机构、保健机构、保险组织等医疗保健服务提供者的资源,为每一位加盟的社会成员即医疗保健服务消费者提供系统、连续的个性化医疗保健服务,使参与该健康保障计划的人能够以最合理的费用支出得到最全面而有效的服务。①《中华健康管理学杂志》《健康管理师》栏目的首席专家李明指出,健康管理服务内容是综合性的,一般是在"了解健康"、"计划健康"和"改善健康"三个步骤的原则下,根据不同需求完成健康管理体检、健康评估、个人健康管理咨询、个人健康干预服务和专项的健康及疾病管理服务五个环节;健康管理工作需要的辅助工具有健康管理信息采集平台、专项的健康干预指导的专业分析软件、检测或监测个人健康指标的相应仪器和进行自我管理的常用手段如互联网等。②

健康管理是指对个人及人群的健康危险因素进行全面管理的过程,属于预防保健医学的范畴,其宗旨是有效地利用有限的资源来得到最大的健康改善效果。作为一种服务,其具体做法是根据个人的健康状况进行评价和为个人提供有针对性的健康指导,使他们采取行动来改善健康。③ 健康管理门诊具

---

① 宇娜:《健康管理:由健康危机催生的新兴行业》,载《大连日报》,2006年7月17日。
② 李明:《健康管理师的现状与展望》,载《中华健康管理学杂志》,2009年第2期。
③ 姚敏红:《健康管理,保健业的新看点》,载《知识经济》,2007年第3期。

体的工作流程如图 1-2 所示。

根据前文有关健康管理研究的综述,健康管理的职业概况可描述为,建立在现代生物医学和信息化管理技术模式上,从社会、心理、生物的角度,在建立起个人健康档案的基础上所进行的个体化的全面的健康事务管理服务。它帮助、指导人们成功有效地把握与维护自身的健康。随着人口老龄化进程的加快、慢病发病率的上升,同时人们又有延长寿命、提高生活质量的期望,对健康维护及改善的需求会日益增长。仅仅关注疾病诊断和治疗的传统的医疗服务模式已不能满足发展的需要,新兴的健康管理行业将会有非常广阔的发展前景。

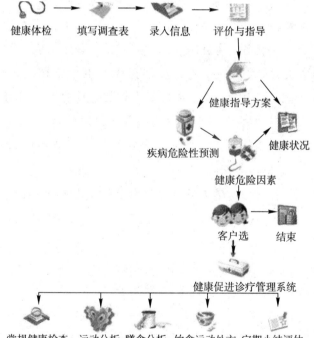

图 1-2　健康管理门诊工作流程示意图(资料来源:中国健康管理师网)

2.社区健康管理

人具有群居性,人要健康须具备健康的生活领域与生活在健康形态的环境,这个领域与环境便是社区,人的健康即是社区的健康。社会学界普遍认为,社区是指在一定区域范围内的社会群体和社会组织所构成的社会实体。社区是人类社会活动高度聚集的地域空间。它以聚落作为自己的依托或物质载体,它是具有相对完整和相对独立意义的社会单位,是社会的构成单元,是具体、有限的地域社会共同体,是社会成员参与社会活动的基本场所。同一社区居民具有地理位置比邻、生活环境和生活设施相似等特点。现代社会一线职能部门的管控都已经以社区为单位。在我国,社区一般以街道居委会为单位、以总人口 1 万～2 万为标准来划分。

社区居民健康维系依托社区卫生服务。社区卫生服务是一种以患者为中心、家庭为单位、社区为范围的连续性、综合性、整体性、个体化、人性化的卫生服务,是卫生系统的基础和门户,是医疗服务体系和公共卫生体系的双重网底。2002 年《中共中央、国务院关于进一步加强农村卫生工作的决定》要求,"到 2010 年,在全国农村基本建立起适应社会主义市场经济体制要求和农村经济社会发展水平的农村卫生服务体系和农村合作医疗制度"。随着我国城市居民生活水平的提高,人们的健康意识不断增强,已不再满足于"有病才求医"的传统医疗服务模式。同时,随着社会经济的高速发展和人口老龄化的进程加快,各类疾病以及老年性疾病患病率上升,从而使人们对健康维护及改善的医疗需求日益增长。而在我国城乡社区医疗卫生资源结构配置不合理的情况下,社区卫生服务机构所提供的医疗服务远低于社区居民需求,居民"看病难、看病贵"的问题仍较为突出。因此,我国城乡社区卫生服务必须改革社区医疗服务的运行机制,改变传统的医疗服务模式,建立以健康管理为中心的社区医疗服务体系。[①]

目前,关于"社区健康管理"尚无权威定义,一般认为,社区

---

① 杜学礼、鲍勇:《新医改形势下社区健康管理发展战略(一)》,载《中华全科医学》,2010 年第 10 期。

健康管理是对社区中健康人群、亚健康和疾病人群的健康危险因素进行全面监测、分析、评估、预测、预防、维护和发展的个人和家庭技能的全过程。实施社区健康管理是变被动的疾病治疗为主动的健康管理的质的飞跃。参照全科医学的理念,广义的"社区健康管理"是以人为中心、以家庭为单位、以社区为范围、以整体健康的维护和促进为方向的长期照顾式管理方式;狭义的"社区健康管理",是指社区医疗卫生机构提供的疾病基本预防治疗"六位一体"之外的更全面的个性化健康照护服务。[①]

疾病的发生、发展一般都要经历长期的不良生活方式累积的过程,健康管理的基本模式就是通过对引起疾病的各种危险因素的归纳、分析和控制,以起到预防疾病的发生或控制疾病发展的作用。本研究将我国现有医疗资源下的社区健康管理理解为,以社区全体居民为服务对象,对全社区居民的生命全过程进行系统的监控、指导和维护,将预防保健、健康教育和疾病治疗有机结合在一起,并与综合性医院建立起绿色通道,落实"小病在社区、大病进医院、康复回社区"的服务模式,真正实现"治未病"的目标,有效地分流患者,减轻大医院的压力,逐步缓解"看病难、看病贵"的问题,最终达到提高社区居民健康水平和生活质量的目的。社区健康管理服务对建立我国社区医疗卫生服务新型体制,推进我国医疗卫生事业的改革与发展将起到巨大的推动作用。

二、职业教育专业建设及课程开发研究

(一)职业教育专业建设研究

近10年,与职业教育专业建设相关的文献较为有限,期刊、报纸上发表的报告、论文、学位论文以及出版的专著共数百

---

① 吴佳静:《中国城市社区医疗与健康管理市场化及策略研究》,上海:上海外国语大学硕士学位论文,2013年。

篇(本)。这些研究的内容主要聚焦在专业设置上,如专业设置的依据、原则和专业建设过程中存在的问题、影响因素等方面。研究者普遍认为,在专业建设中存在着专业名称不规范、专业结构不合理、专业设置和建设的程序缺乏企业参与、对实践环节重视程度不够、实训设施不完善、"双师型"教师队伍力量薄弱、专业建设缺乏系统化等问题。中国的职业教育是整个国家教育体系的重要组成部分。在过去相当长的一段时间内,我国的职业教育以学科本位为主要特征,教育内容严重脱离生产生活实际。注重知识学习和学科系统性,轻视职业应用和课程的综合性;注重统编教材权威性,轻视教材的多元性。这种模式培养的学生,整体上落后于社会发展,更不要说符合市场经济的要求了。因此,中国传统的职业教育模式无法适应社会主义市场经济的要求。目前,职业教育的改革表现在课程上的特点是专业设置宜宽不宜窄,不可能针对每一个岗位设置一个专业。归纳美、英、法、日、德五个国家的情况,职业教育专业设置有三个基础:一是职业,覆盖面较广的职业;二是职业群,以相近职业组成职业群,作为专业设置基础;三是技术,当一些职业为某一类技术所涵盖时,也可以用此技术作为专业设置基础。中外职业教育在专业课程设置上的差异越来越小,还都处于初级阶段,主要侧重于专业课程的理论研究和某一学科领域的单项改革。[①] 研读这些成果发现,目前学术界对职业院校专业设置与建设的研究逐步深入,专业建设的内涵研究趋于完整,开始重视理论研究与专业人才培养的实践相结合,强调职业院校的专业建设应与社会人才市场的需求相契合,并体现前瞻性。但仍有许多领域尚显不足,比如,有关专业建设的技术规范尚未明确,规范性不强;运作过程等实践指导性较强的理论研究涉及较少,大多局限在表层理论的描述上,对职业院校进行专

---

① 何小刚:《职业教育研究》,合肥:安徽人民出版社,2006 年,第 387—389 页。

业建设具体操作实施过程的指导作用较弱。可见,虽然目前职业院校专业建设的研究取得了一定的成绩,但还有很多领域需要进一步深入探讨。

(二)职业教育课程开发研究

各个国家的经济背景、文化教育传统的差异,决定了职业教育特点的不同。但由于经济环境的变化及其对人力资源提出的新要求,各国在改革和发展职业教育方面也存在一些共同或相似的原则。全球经济一体化的发展趋势、劳动市场和产业结构的调整及人才需求的不可预测性,冲击着职业教育的传统理念,劳动者不应只为某一种工作做准备,而应该具备适应社会变革和多次就业的能力。因而,各国的职业教育,在专业内容的涵盖面上,从很专门的教学内容逐渐向比较广泛的教学内容转化。这一趋势无疑是在 20 世纪初一些国家执行的窄面向的实用主义的职业教育基础上前进了一大步。[①] 那种中央集权式的、自上而下的、以教师为中心的课程开发模式和教学方法,越来越不适应现代职业教育发展的需要,新的课程开发模式和教学方法得到广泛应用,以能力为本位的课程思想成为当今职业教育课程发展的主流,其开发模式和教学方法的本质在于体现实际需要,注意实际能力,培养适应能力,以提高职业教育对劳动力市场灵活多变的敏感程度。[②] 但是,"能力本位"的教育理念忽略了人类品质、内在精神的培养,以及作为社会人所必备的更广泛的知识基础。学习化社会呼唤的是以"学会生存、学会认知、学会共同生活和学会做事"为基点的"人格本位"课程模式。目前,德国注重"关注能力"的培养、美国强调职教课程以完善劳动者人格、提高个体劳动者素质为目标的改革,其实质都是试图用"人格本位"理念来充实与完善"能力本位"

[①]　何小刚:《职业教育研究》,合肥:安徽人民出版社,2006 年,第 20 页。

[②]　何小刚:《职业教育研究》,合肥:安徽人民出版社,2006 年,第 325 页。

课程的观念与模式。[①]

　　研读关于职业教育课程开发的理论研究文献，可将主要成果做如下归纳。按不同的思想、导向发展课程，课程模式一般可归纳为四大类：①学科领域（以学科为中心）的发展课程——学科课程；②生活活动范畴的发展课程——活动课程；③打破学科界限、跨学科的发展课程——综合课程；④以专题或问题为中心的发展课程——核心课程。也有的课程论学者，如斯托顿，将课程模式分为四种类型：实体模式，概念模式，数学模式以及图形、图解模式。有的学者则从课程的四要素（目标、内容、学习活动和评价）的性质和顺序出发，围绕范围、顺序、连续性和整体性等四个问题，归纳出三大基本模式（类型）：①学科中心课程发展模式；②学习者中心课程发展模式；③问题中心课程发展模式。美国课程学者埃利尔特·艾斯纳、埃利泽布斯·瓦伦斯，将以课程论和课程思想为取向的课程发展模式归纳为五种：①着眼于认知过程发展的课程模式；②着眼于技术作用的课程模式；③着眼于学习者自我实现的课程模式；④着眼于社会需要和社会发展的课程模式；⑤着眼于学科知识内在逻辑体系的课程模式。[②]

　　目前国际上较为典型的职业教育课程开发模式为单科分段式课程模式、核心阶梯课程模式、能力本位课程模式、模块式技能组合课程模式、职业群集课程模式，以及我国职业教育界新近提出的"宽基础、活模块"（集群式模块）课程模式等。单科分段式课程模式是指针对某一特定职业或工作岗位的需要，以学科为中心进行的课程编制。核心阶梯课程模式是德国"双元制"中等职业教育所采用的课程模式，也叫作"双元制"课程模

①　马庆发：《当代职业教育新论》，上海：上海教育出版社，2002年，第35—36页。

②　马庆发：《当代职业教育新论》，上海：上海教育出版社，2002年，第30—31页。

式,不强调各学科知识的系统性和完整性,而着重于整体能力的培养。能力本位(Competence—Based Education and Training,简称 CBE/T)是一种职业教育与培训思想,在这种思想指导下的能力本位课程开发模式,我们称之为"能力本位课程模式"。这种课程模式强调以能力作为课程开发的中心,以能力为主线设计课程,而不是以学科知识体系为核心。模块式技能组合课程模式(Modules of Employable Skill,简称 MES)遵循"按需施教、学用一致"的实用主义观,即干什么学什么。职业群集课程模式是指将工作性质、职业所需的基础知识与基本技能、各职业入门技术、在社会中所起的作用和从事者所需性格也较接近的若干职业集合为一个职业群,分析该职业群的共同基础理论和基本技能,以及各职业的入门技术,加以系统组合而成。"宽基础、活模块"课程模式是我国职业教育工作者在实践探索的基础上总结出来的一种课程模式。在课程开发中,采用了面向职业群集的方式;在课程内容上,采用模块化的组合方式,因而,又叫"集群式模块课程"。它的两个重要特征是"宽基础"与"活模块"。"宽基础"侧重于关键能力的培养,"活模块"侧重于从业能力的培养。在课程评价方面,采用"两个衔接"、"两套标准"的质量评估体系。"两个衔接"指课程质量标准与从业资格标准衔接,课程质量标准与继续学习入口标准衔接。"两套标准"是指把标准分为基本标准与较高标准,以适应职业教育生源的特点,加强"两类考核",即教育内容考核和社会职业资格考核,把校内评价与社会评价结合起来。[①]根据社会经济发展和社会建设的需要,大力发展和开拓新的教学领域,特别是与全球一体化密切相关、与社会可持续发展密切相关的新课程、新技术内容,是职业教育发展的根本。1999 年 4 月 26 日至 30 日,联合国教科文组织在韩国召开了第二届国际技术和职业教

---

① 刘春生、徐长发:《职业教育学》,北京:教育科学出版社,2002 年,第 145—157 页。

育大会,大会提出了新的时代对新的发展模式的看法,通过了《技术和职业教育与培训:21世纪展望——致联合国教科文组织总干事的建议书》,呼吁各国改革职业教育,以终身教育思想为指导进一步推动和发展职业教育,建立开放的、灵活的和面向学习者的新型职业教育制度,加强产教结合,加强国际合作。① 至此,各国的职业教育课程改革开始走上类型灵活多样、目标以就业为导向、内容以职业教育与普通教育整合为主的道路。

三、关于社区健康管理的研究动向

健康管理作为一门学科和新兴的服务产业,于1978年诞生于美国。当时在密歇根大学,Edingtond. W博士成立了健康管理研究中心,主要研究生活方式及其对人的健康和医疗、生命质量及医疗卫生情况的影响。从此,人们对健康维护的关注点由重"诊断和治疗"转移到了完善的"健康维护和管理系统"的建立。如今,健康管理在美国的发展日益迅速。有7700万的美国人在大约650个健康管理组织(Health Management Organization)中享受医疗服务,超过9000万的美国人成为PPO计划(Preferred Provider Organization)的受益者。这意味着每10个美国人中就有7个享有健康管理服务。② 美国的健康管理的目标是改善人们健康状况,降低医疗费用,与保险行业进行捆绑式紧密合作。该项工作的具体执行基本在以社区为主的基层医疗机构内完成,而专科医院继续依靠自己的专科特长发展。继美、日等发达国家之后,健康管理在全球范围内兴起,成为当前卫生行业的发展潮流。我国的健康管理产业真正起步是在近几年,但发展势头相当强劲,是一个刚刚兴起且有广阔发展前景的朝阳产业。国内健康管理行业最早出现

---

① 何小刚:《职业教育研究》,合肥:安徽人民出版社,2006年,第325页。
② 姚敏红:《健康管理,保健业的新看点》,载《知识经济》,2007年第3期。

在 20 世纪 90 年代;2000 年前后作为一种正式的服务产业出现;2003 年"非典"以后才频繁出现在人们的视野中。近年,健康管理企业数量已经有了明显的增长,但仍很不成熟。它通过健康信息收集、健康体检、健康危险评估而提出健康促进方案,将健康教育贯穿于全过程,以起到预防或延缓疾病发生、降低疾病危险性、改善健康状况、减少医疗费用开支的作用。①

社区健康管理进入我国公众的视线起自 1997 年《中共中央、国务院关于卫生改革与发展的决定》出台之后社区卫生服务模式的出现。人们的健康与其所生活的环境息息相关,社区即是人们生存的自然与社会环境的融合体,用于维护人们健康状况的健康管理服务自然就与社区紧密结合在一起,社区便自然成为健康管理服务的基本单位。资料表明,目前国内对社区健康管理的关注,大都停留在将它作为一种服务产业的具体操作层面上,主要体现在以下两大方面:一是以企业形式出现的健康管理公司或者是医疗机构中的健康管理部门,关注的是健康管理行业的具体工作,如健康管理服务体系构建、市场需求调查分析、健康管理运作模式探讨以及对目标人群如何实施健康信息的采集、健康状况的评估、健康促进方案的具体实施等;二是提供健康管理行业准入证——健康管理师资格考试的学术研究单位或培训机构,着重编撰健康管理师的考试内容并组织考试,如卫生部人才交流服务中心组织编写的健康管理师培训教材,规定了健康管理师的职业定义、主要工作,中和了相关学科如临床医学、预防医学、行为医学、心理学、营养学等专业知识。现今,仅有部分高校设有健康管理专业或与其相关专业,极少有将它作为专业课程在卫生职业学院开设的先例。

①　张玉玲:《健康管理登陆中国》,载《光明日报》,2002 年 12 月 17 日。

第三节　社区健康管理专业建设的意义

一、理论意义

以皖北卫生职业学院为个案，进行卫生职业学院的社区健康管理专业建设与相应课程开发研究，顺应了国家三级课程改革的趋势，强化了职业教育应与人才市场预测需求紧密相连的办学理念，促进了卫生职业教育课程改革，进一步完善了职业教育功能以及医疗卫生服务这一特殊行业的职业教育的专业课程开发理论，为同类学院专业建设提供了参考和借鉴。

二、实际意义

（一）社会意义

本研究借助卫生职业学院的办学优势，倡导培养社会急需的新型卫生专业服务人才，维护和改善糖尿病、高血压等慢病患者、高危以及亚健康人群的健康状况，提高居民生活质量，减少家庭、政府和社会的经济负担；健康管理进社区，可以带动健康服务产业的发展，推进区域社会经济建设；社区健康管理人才的培养直接促进社区健康管理工作的有效实施，缓解医疗卫生改革进程中的各种矛盾，如对疾病发生的危险因素进行有效控制与管理，从根本上解决居民"看病贵、看病难"问题；世界卫生组织发布的健康公式（健康＝15％遗传＋10％社会因素＋8％医疗＋7％气候因素＋60％生活方式）明确显示，影响健康的主要因素是生活方式[①]，社区健康管理服务可以有效干预居民不良生活方式，有利于其适应疾病谱改变，进一步促进"生物—环境—社会心理"医学模式的转变；还可以充分发挥中医药（民族医药）在疾病预防控制、应对突发公共卫生事件等医疗

---

① 杜学礼、鲍勇：《新医改形势下社区健康管理发展战略（一）》，载《中华全科医学》，2010 年第 10 期。

服务中的作用,拓宽卫生服务领域,发展卫生事业,促进适合中国国情的专业化健康服务模式的形成。总之,卫生职业学院建设社区健康管理专业,培养社会需要的合格的社区健康管理服务人才,可以取得社会、政府、个人及学校的多赢效应。

(二)对学院发展的作用

目前,我国对社区健康管理人才有着巨大的需求,客观上要求卫生职业学院进行社区健康管理专业建设。订单教育的出现,要求职业学校必须依据市场需求来调整教学内容。专业课程开发强调自主决策,有助于职业学校提高自身的教育品质,满足社会的人才需求。该课程的开发将为学生提供一条广阔的就业渠道,凸显办学特色,增强课程开发意识,更好地实现教育目标,推进课程改革。经济发展全球化,生产力的变革,科技日新月异,产业结构和经济结构也随之发生变化,导致了就业结构的巨大改变。职业教育与经济社会的发展紧密相关,而专业建设则是体现职业院校服务于社会经济的主要方式。职业院校的专业建设能否适应社会人才市场变化的要求,直接关系着职业教育院校自身的生存与成长,影响着学院师资队伍、教学设施、教学文件和教学资料等教育资源的配置和利用,进而影响学生的培养进程,最终影响毕业生的就业竞争力。在职业教育大众化的现在,面对争夺生源的严酷竞争,培养出符合社会需求的高品质人才,提高毕业生的就业竞争力,已经成为职业院校生存与发展的关键,而人才培养主要依托专业建设,因此,职业院校准确预测社会人才市场的需求,建设富含实力的专业,成为职业院校适应经济发展和产业结构调整,以及自身可持续发展的有效途径,也是提高教育、教学质量的必然之举,这对于职业院校提升其核心竞争力有着十分重要的意义。

(三)对学生自身发展的作用

职业学校学生差异性很大,课程强调教学内容要适合学生的个性特征,尤其是要满足不同层次学生的需求,使得学生的职业能力和终身学习能力得到较好发展。市场调研和就业前景分析表明,社区健康管理课程与卫生职业学校培养人才的知识结构相吻合。社区健康管理专业建设和相应课程的实施更多地表现了学习内容的多样化,给学生提供了更大的选择空间,有利于学生整体素质的提高和专业能力的发展。

(四)对教师发展的作用

教师是专业建设和课程开发的主要参与者,课程开发更多地体现灵活性。社区健康管理是近年发展起来的新兴行业,作为专业课程在卫生职业学院进行建设和开发很少有现成的经验可以照搬,加上地域和生源状况的差异,使得社区健康管理专业在课程的设置、教学内容的选择、教学过程的组织和教育方法的确定等方面都需要在探索中完善,这就要求教师要具备较强的选择和组织教学内容的能力,同时也为教师赢得了自主决策的可能。教师要完成这项极富挑战性的工作,决不能停留在以往的仅仅完成已规定好的教学任务的高度,必须改变观念,不断学习,拓宽知识面。因此,在皖北卫生职业学院进行社区健康管理专业建设和课程开发,对发展教师自身的业务能力起到很大的促进作用。

第四节　研究思路与创新

一、研究思路与方法

研究思路与方法如下:

第一步,运用文献法搜集与本研究相关的教育学、职业教育学、课程理论、哲学思想和心理学等成果,界定"专业建设"、"课程开发"、"社区健康管理"等核心概念,把握我国现今社区健康管理行业的人才需求情况,对职业学院专业建设和社区健康管理专业的研究文献进行梳理，提出问题，确定研究内容。

第二步，运用文献、问卷调查、访谈调查等方法，依据供需状况和职业教育专业建设与课程开发理论，以皖北卫生职业学院为个案，分析该校本身的资源、教师的专业发展水平和学生的学习需要，论证社区健康管理专业课程实施的可行性，并确定社区健康管理专业课程开发的具体模式为"宽基础、活模块"。

第三步，主要通过搜集文献、访谈等研究方法，论述社区健康管理专业建设和课程开发的具体方案，包括专业建设目标、专业课程开发以及人才培养方案。重点论述的是专业课程开发，包括确定课程目标、选择教学内容、设计课程实施过程构想和课程评价体系。

第四步，分析课程实施过程中可能遇到的问题及其解决方法，展望前景，并提出建议和思考。

二、创新之处

在安徽省，首次将社区健康管理这一新兴的卫生服务行业名称作为卫生职业教育的专业课程进行建设和开发，是适应和推进地域经济社会发展的需要；在卫生职业教育课程开发中试用"宽基础、活模块"的课程理论，符合学生差异化发展的要求，促进中国式专业化健康管理服务模式的形成。

第二章　社区健康管理专业建设的理论基础

随着知识经济时代的到来,教育对经济社会发展的推动作用越来越明显,职业教育专业建设和课程开发问题也越来越引起人们的关注和重视。任何研究工作都需要一定的理论基础做支撑。本研究主要从国家政策、职业教育理论和职业教育专业建设和课程开发等方面寻找并阐述研究的理论基础。

第一节　立论依据

一、政策依据

近年来,由于社会经济的迅猛发展,职业教育越来越受到国家和社会各界的高度重视。《教育部等七部门关于进一步加强职业教育工作的若干意见》(教职成〔2004〕12 号)中提出:"根据社会需求设置专业、开发培训项目,推进精品专业或特色专业、精品课程和精品教材的建设,不断更新教学内容,增强职业教育的针对性和适应性。"国务院于 2005 年发布的《国务院关于大力发展职业教育的决定》的第八条"进一步深化教育教学改革"中阐述:根据市场和社会需要,不断更新教学内容,改进教学方法。合理调整专业结构,大力发展面向新兴产业和现代服务业的专业,大力推进精品专业、精品课程和教材建设。2000年1月,《教育部关于加强高职高专教育人才培养工作的意见》中强调,专业设置是社会需求与职业院校实际教学工作紧密结合的纽带。2010年,《国家中长期教育改革和发展规划纲要(2010—2020年)》中明确指出,要把适应社会需求作为衡量教育质量的根本标准,为全面贯彻落实国家教育规划纲要,服务国家"十二五"规划实施的重要举措,当前职业教育要以提升专业服务产业发展能力为出发点,全面提升高等职业院校办学水平和人才培养质量。《教育部关于推进高等职业教育改革创新引领职业教育科学发展的若干意见》(教职成〔2011〕12号)精神要求,围绕专业建设构建专业建设评价机制。可见,职业院校的专业建设不仅是学院自身发展的必由之路,也关系到社会经济的进步。

卫生部颁布的预防性诊疗服务规范,将健康产业(非医疗性服务)的主题定为健康管理。卫生部、保监会及劳动和社会保障部明确健康管理为医疗保险风险控制的有效策略等政策、措施的出台,都为健康管理行业的发展指明了方向。据唐海介绍,健康管理主要需要三类人才,一是健康管理师,二是营养师,三是心理咨询师,而由于这些人才都属于国家近年公布的新职业人才,现有的资源有限,大部分需要经过培训,所以他们对于整个健康行业来说都十分紧缺。① 社区卫生服务模式的出现,为广大城乡居民的健康管理提供了主要的服务平台,使得社区健康管理深受公众关注并成为蓬勃发展的新兴行业。具体地说,1997年《中共中央、国务院关于卫生改革与发展的决定》提出了社区卫生服务这一新型医疗卫生服务模式,卫生部职业技能鉴定指导中心于2004年组织有关专家探讨是否有必要设立一种新职业来满足社会对健康管理的大量需求;2005

---

① 宇娜:《健康管理:由健康危机催生的新兴行业》,载《大连日报》,2006年7月17日。

年,该中心组织开展了健康管理师新职业的申报工作。[①] 2005年8月2日,中华人民共和国劳动和社会保障部职业技能鉴定中心函复卫生部职业技能鉴定指导中心,"同意将健康管理师……列为新职业";[②]"目前,能够系统全面地提供健康管理服务的机构很少,大多仍处在起步阶段,包括以体检为核心的健康体检中心、以休闲娱乐为核心的休闲度假中心、以中医健康调理为核心的健康服务机构等,并不能够满足人们对系统地解决健康问题的需求……健康管理服务的技术装备、手段、人才匮乏";[③]2006年2月,《国务院关于发展城市社区卫生服务的指导意见》及《关于大力发展城市社区卫生服务的决定》进一步确立了社区卫生服务机构在改善全民卫生水平方面的重要地位;2009年颁布的新医改方案提出的五项重点改革中,包括了健全基层医疗卫生服务体系,逐步缩小城乡差距,促进基本公共卫生服务逐步均等化的目标。国家的政策导向,使得城乡社区卫生服务行业逐渐被认可并受到广泛关注;《中国慢性病防治工作规划(2012-2015年)》(卫疾控发〔2012〕34号)中明确指出,"'十二五'时期是加强慢性病防治的关键时期,要把加强慢性病防治工作作为改善民生、推进医改的重要内容,采取有力有效措施,尽快遏制慢性病高发态势";《安徽省慢性病防治工作规划(2012-2015年)》强调,"以社区为基础,以城乡全体居民为服务对象,以控制慢性病危险因素为干预重点,以健康教育、健康促进和患者管理为主要手段,强化基层医疗卫生机构的防治作用,促进预防、干预、治

---

① 黄建始、陈君石:《健康管理在中国的历史、现状和挑战》,载《中华全科医师杂志》,2007年第1期。

② 中华人民共和国劳动和社会保障部职业技能鉴定中心:《劳动和社会保障部职业技能鉴定中心关于健康管理师等建议职业的意见》,2005年8月2日。

③ 张瑞利:《健康管理产业的供给现状及趋势分析》,载《卫生经济研究》,2007年第4期。

疗的有机结合"。

另外,教育部最新公布的《关于征求对〈高等职业学校专业目录(修订二稿)〉意见的通知》(教职成司函[2014]152号)中列出"1208 健康管理与促进类",代码为 650313。社区健康管理专业隶属这一系列,是教育部允许开设的专业。

据此,社区健康管理作为专业课程在卫生职业学院进行开发建设,是完全符合国家政策要求的。

二、理论依据

当代世界职业教育中关于专业课程开发的理论基础主要有三方面:一是职业教育学和劳动学以及教育经济学的理论基础;二是心理学的理论基础;三是教育哲学的基础。第一,职业教育学和劳动学以及教育经济学的理论基础。职业教育的本质内涵就在于使无业者有业,使有业者乐业。社会的发展,经济结构的调整,使得劳动市场变化的周期缩短。职业教育的功能也随之拓展,从培养满足单一的就业需求发展到满足个体职业发展的要求。按劳动学的观点分析,职业教育的重心应转向培养学习能力和终身职业教育,提高劳动者的职业素质、劳动力的质量及其适应变化的能力成为当今职业教育课程发展的价值取向。教育经济学理论对职业教育课程发展的意义在于,注重人力需求或劳动市场需求分析、预测,为职业教育提供依据;反映在课程方面,就是始终立足于普通教育课程与职业教育课程的和谐发展,面向劳动市场更新课程内容,以求得最大的经济效益;为职业教育的需求和供给的预测或人才结构的预测奠定基础,避免各种职业人才"短缺"或"过剩"。第二,心理学的理论基础。运用心理学理论,探索个人发展与教育之间的一般关系,使课程目标趋近学生的学习动机,促进学生个性的健康发展和可持续学习能力的提高,有助于教师形成"依学论教"的课程观和行为导向的教学观,让更多的学生积极参与学习,形成积极主动的学习氛围。第三,教育哲学的基础。反映在职教课程方面,教育哲学的功能是确立不同的课程发展导向和课程价值目标,形成不同的教学观、课程观和学生观。目前主要的教育哲学思想有进步主义(Progressivism)、精粹主义(Essentialism)、永恒主义(Perennialism)和重建主义(Reconstructionism)等。鉴于职业教育与社会经济发展密切相关这一事实,可将职业教育哲学的基本课程发展观归纳为五种:着眼于认知过程的发展;着眼于课程的技术作用;着眼于学生的自我实现;着眼于社会的需要和社会发展;着眼于学科知识内在的逻辑体系。这五种课程发展观反映了课程发展的价值取向和课程目标及实践的追求方向。[①]

本文中社区健康管理专业课程的开发主要以马克思主义和进步主义哲学思想为指导;以劳动学、教育经济学和心理学为理论基础,按照市场及其发展需求的规律,对卫生类劳动市场进行分析和预测,及时调整专业课程内容,以基本的人文知识(如英语、计算机等知识)为基础,发展学生的职业素质,设定多个知识模块,使之适应有不同学习需求的学生的选择性学习,符合临床、预防、心理咨询、营养及运动保健等多个职业的卫生服务类职业群的职业要求,注重终身学习理念的培养和灌输,以求得最大限度的经济效益;在课程方案设计过程中,以心理学的理论为基础,通过访谈,深入分析学生的个体发展需要与教育目标的关系,从学生的认知规律出发,尽量考虑学科知识的系统性,注重学生个性发展和可持续学习能力的提高,促进学生的自我实现。

---

① 马庆发:《当代职业教育新论》,上海:上海教育出版社,2002年,第19—21页。

第二节　"宽基础、活模块"课程开发模式

一、职业教育专业课程开发模式

欲进行完整、系统的专业课程开发研究,须有适当的课程开发模式做理论依据。综合关于职业教育专业课程开发的研究资料,可将职业教育的课程模式归纳为三层含义,一是指各种职业技术教育课程开发活动用其成果(如课程方案、计划、文件等)中具有代表性的职业技术教育课程开发活动及其成果,如加拿大的 DACUM 课程模式(Developing a Curriculum 的缩写,我国译为"教育课程开发〈设计〉"或"教育课程编制")是一种典型的有特色的课程大纲;二是指职业技术教育课程开发活动和职业技术教育课程方案、计划、文件中各个过程环节即组成要素等结构关系的概括性呈示方式;三是职业技术教育课程是指在一定的职业技术教育课程观指导下,对职业技术教育课程的开发活动和职业技术教育课程本身所作的原则规定和法则等(有时也包括惯例)。据此,职业技术教育课程模式可以进一步概括和抽象到"基本模式"层次,从这个意义上说,可将职业技术教育课程模式称为职业技术教育课程范型。[①] 不同类型的课程发展模式都离不开三方面因素,即基于社会发展的需要、学科发展的趋势以及学习者身心发展的状况而产生的。其中的"社会"因素具体包括劳动力市场对各种人才模式、结构、层次的需求走势,经济结构变化的态势以及社会、经济、文化和政治发展带来的变化对未来劳动者适应社会发展与变革的要求;"学科"因素则是指科学技术发展和生产形势的变化、分配要素的变革(如知识要素作为分配要素、物质生产的比重逐渐让位于非物质化生产等),要求未来就业者成为"智能型"劳动

---

① 黄克孝:《职业和技术教育课程概论》,上海:华东师范大学出版社,2001年,第74—75页。

者,其职业素养中应包括"学科发展"的前沿知识;"学生"因素则是指今天的学习者就是未来的劳动者,这是因为职业教育的本质内涵首先是要培养适应劳动力市场变化的合格的具有一定职业素质的劳动者;其次是要为每个学习者个体未来的职业生涯发展提供人生预备教育;最后是要满足学习者的多元需求和为其终身学习培养"再学习"的能力以及提供选择"再就业"的机会。[①]

二、"宽基础、活模块"课程理论

(一)"宽基础、活模块"课程模式

"宽基础、活模块"模式(又称"集群式模块课程",简称 KH 模式)是北京朝阳区职教中心副主任蒋乃平先生主持的科研项目。该项目研究开始于 1990 年,"八五"期间,被确定为全国教育科学"八五"规划重点课题《关于职业和技术教育课程体系改革若干问题的研究》分课题,国家旅游局和北京教育科学"八五"规划重点课题;"九五"期间,被确定为全国教育"九五"规划科学重点课题《面相 21 世纪的职业学校课程与专业教材体系改革的研究与实验研究》、《我国各级职业技术教育课程模式开发的理论方法和实验研究》分课题,被确定为中国联合国教科文组织协会全国联合会立项课题、北京市教育"九五"规划科学课题。[②]

(二)"宽基础、活模块"课程理念

"宽基础、活模块"的职教课程理念,可谓为劳动者提供"生活的准备",并具体落实到"职教内涵的发展"方面。普职一体化教育,"升学准备教育"与"就业准备教育"的和谐发展,可通

① 马庆发:《当代职业教育新论》,上海:上海教育出版社,2002 年,第 30—32 页。

② 蒋乃平:《"宽基础、活模块"课程结构研究》,载《中国职业技术教育》,2002 年第 3 期。

过这一理念充分展现出来;并从先前单一工种、定向培养模式,逐渐转向"多工种,职业群"和非定向培养模式;从单一瞄准劳动力市场和产业结构变化的培养目标,逐渐转向注重"人的个性健康"发展;从"职业资格认定"的培养内容和手段,转向"可持续学习能力"的培养和提高。总而言之,具有中国特色的职教课程理念即是宽基础、活模块,无论是从职教内涵发展层面来看,或是从世界职教课程发展历程、世界经济"全球化"趋势、"知识社会"时代特征来看,均具有一定的超前性和现实指导意义。这一理念的本质内涵及其真谛可概括为以下两点:①从"能力本位"走向"人格本位"的职教课程发展态势。"人格本位"的课程理念产生于"知识社会"时代,知识时代是一种社会根本特征的具体写照,涉及世界范围内的生产结构、生产方式等的根本变革,物质生产将逐渐让位于"非物质化生产";数字化工业技术将得以广泛传播和充分利用;知识将成为未来生产的最根本要素,其中知识传授、创新、分配和再使用,业已构成一种新型的生产、社会发展图景。"宽基础、活模块"的职教理念在很大程度上体现了这种时代要求,它立足于主动适应时代变革对人才的需求,培养复合型人才,为学生适应"未来生活"提供条件和可供多种选择、满足多元化需求的可能性;它注重"人"的发展,满足"升学准备教育"和"就业准备教育"两种需要,使得每个在校生都能够接受和享受到"平等"的"宽基础课程",能够根据其自身的条件、兴趣、需求选择"可口的"而又"终身受益"的课程。②培训"自主性学习":课程目标的新取向。知识社会所倡导的知识,包括社会生活各个领域的知识,既有经济领域的,也有科技领域的,还有文化领域的;既有职业性的、文化性的,也有社会性的。职业教育课程要从以"一般能力的培养和专业知识的传授"为主要功能的教育,转向整体地理解职业教育的内涵和功能;新的课程目标应更加注重"自主性学习"意识和能力的培养。"宽基础、活模块"的职教课程,旨在为在校的每一个学生"奠定走上工作岗位以后继续学习的基础",其中继续学习包括两大类:一类是非正规学习,或非学校、非学历教育,如在职培训、晋升培训和转岗培训等,将学习作为工作的一个组成部分;另一类是进入高一层次的学校深造,如高等职业教育、成人高等教育等。无论是何类学习,其中最为关键的则是"自主性学习"意识的培养和能力的提高,即提高自觉、自我导向、自己组织学习和学会学习的能力。"宽基础、活模块"课程模式正是以"自主性学习意识培养和自主性能力提高"作为其努力追求的方向。①

(三)"宽基础、活模块"课程模式结构

上文已述,"宽基础、活模块"课程模式是我国职业教育工作者总结出来的一种课程模式。在课程开发中,采用了面向职业群集的方式,它的两个重要特征就是"宽基础"与"活模块"。该模式以综合职业能力的形成作为课程目标的核心,认为综合能力是由关键能力和从业能力综合而成的。关键能力是较高层次的职业能力,是跨职业的能力,是劳动者谋求发展所需要的能力;从业能力是基本层次的职业能力,是针对某一职业的能力,是劳动者生存与立足社会必备的能力。"宽基础"侧重于关键能力的培养,"活模块"侧重于从业能力的培养。其课程结构如图 2-1 所示。②

(四)"宽基础、活模块"课程模式开发框架

职业教育专业的多样性、地方性和动态性,决定了课程开发对职业教育发展的重要性,课程开发是产生一个完整课程的全过程。职业教育课程开发的一般过程是职业岗位分析;学生

---

① 马庆发:《当代职业教育新论》,上海:上海教育出版社,2002 年,第 57—63 页。
② 刘春生、徐长发:《职业教育学》,北京:教育科学出版社,2002 年,第 155—157 页。

需求分析;确定课程目标;确定课程内容;编制课程文件。① 与普通教育的课程开发相比,职业教育的课程开发更着眼于通过创造性劳动形成适应社会经济和受教育者发展的可操作性强的具体课程方案,更着眼于"应用"。课程模式是课程内容和进程在时间、空间方面的特定形式或课程要素的时空组合方式。如我国职业学校广泛使用的单科分段课程(文化课、专业课、实习课)、德国双元制的核心阶梯课程、国际劳工组织开发的模块技能组合课程(MES)、加拿大使用的能力本位模块课程(CBE)等,均为职业课程模式。目前已引起广泛关注的"集群式模块课程(宽基础、活模块)"作为一种课程模式,为具体专业课程方案设计者提供了课程开发的框架和思路。

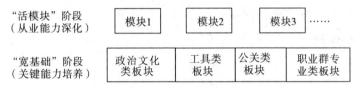

图 2-1 "宽基础、活模块"模式课程结构

蒋乃平先生设计的"集群式模块课程"开发过程呈封闭环形结构,包括课程分析、设计、实施、评价四大步骤,具体开发程序如图 2-2 所示。课程分析是确定课程目标的依据,包括以职业分析为基础的工作世界分析、劳动力市场分析、教育对象分析和相关课程文件分析;课程设计是根据课程目标确定课程内容的过程,即编订教学计划、大纲、教材的过程;课程实施是通过教学双边活动落实课程目标的过程,也是通过教师、学生、环境之间的沟通和影响,认知能力形成的过程;课程评价是依据课程目标检验课程设计的产生,并予以反馈修正的过程。②

① 李向东、卢双盈:《职业教育学新编》,北京:高等教育出版社,2005 年,第179 页。
② 蒋乃平:《课程目标与综合职业能力——对"宽基础、活模块"的再思考之一》,载《教育与职业》,1999 年第 1 期。

　　黄克孝教授(2000年)将"宽基础、活模块"课程的开发过程总结为两大阶段:一是"宽基础"阶段的课程开发,二是"活模块"阶段的课程开发。

　　"宽基础"阶段的课程开发,分为初步界定职业、通性分析和确定"基础"的"宽"度、"深"度等三个步骤。其中通性分析即对初步界定的职业群中各职业进行职业分析,归纳各职业通用的知识技能,并确认此职业群所涵盖的职业。此处的职业分析,虽然与 MES、CBE 等模式进行课程开发时使用的 DACUM 方法①有类似之处,但不那么强调可测量的行为目标、学生必备的先决条件和个别化学习,而强调通过分析,集合其中的知识技能。

　　"活模块"阶段的课程开发通常包括职业分析、设计模块和选择模块三个步骤。②

---

① 即"教育课程开发设计",是在 CBE 思想指导下的一种课程开发的系统方法,其主要精神实质是从社会实际需要出发,与用人单位合作,以能力培养为基础来设计专业教学计划、教学大纲、教材和教学方法。步骤主要有经济发展政策和教育对策分析、劳务市场分析、职业分析、工作分析、任务分析、教学分析、教学设计与开发、教学实施等。(黄克孝:《职业和技术教育课程概论》,上海:华东师范大学出版社,2001年,第101—114页。)

② 黄克孝:《职业和技术教育课程概论》,上海:华东师范大学出版社,2001年,第155—157页。

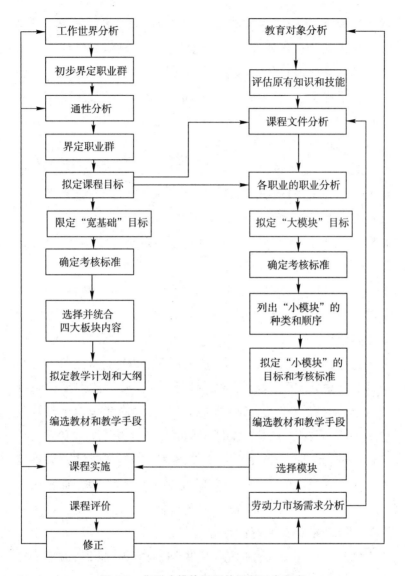

图 2-2 集群式模块课程的课程开发程序

三、"宽基础、活模块"课程模式的评析

上海市教育科学研究院职教所学术委员会主任黄克孝教授对"宽基础、活模块"模式的评价为，无论在课程观、课程目标，还是课程内容、课程结构等方面都富有创新成分。在课程

观的取舍上,不全盘否定传统的学科课程观,注意继承其科学成分和采纳其现代发展成果,与此同时积极吸取活动课程、能力课程和问题课程等课程观的合理内核,并赋予其时代特征;在课程目标上,注意形成多元化、多层次的系统,以适应多样化的社会需求和学生个性,特别是日益完善的市场经济;在课程内容上,以培养复合、应用性一线实用人才为目标,在知识、技能、态度三要素各自类型(性质)的选择与各种组合配置上,既保证学生能具备现代中国发展所需要的基本素质,又有职教才能培养的职技人才特色;在课程结构上,广泛采用了综合、阶梯和模块等技术,改变了传统职教课程固定不变的模式,极大增强了课程的弹性或灵活性。①

　　教育部职业技术教育中心研究所副所长刘京辉博士对"宽基础、活模块"的评价为,第一,体现以能力为导向的职业教育思想,该模式将其课程目标定位于培养中等复合型应用人才,并强调综合职业能力的形成和全面素质的提高,率先打破了传统的学科模式;第二,具有灵活性的特点,灵活性主要体现在"活模块"的"活"字上,其功能如下:①为适应我国地区经济发展不平衡的特点,国家开发课程的基本"模块",地方和学校可视情况进行增减。②对经济发展、科技进步、产业结构调整等对人才培养提出的新要求可随时开发新的课程模块,而不需要作大的结构变动。比如,对学生创造能力的培养,完全可用一个新"模块"来补充原有的课程结构。③以"模块"形式为学有余力的学生增加提高性内容,开展"附加能力"培训,为那些继续升学的学生提供方便,以促进学生全面个性发展。第三,符合教学改革趋势,教育部为贯彻落实《面向 21 世纪教育振兴行动计划》提出的"设立职业教育课程改革和教材建设基金,实施课程改革和教材建设规划",显然是将课程和教材改革作为职

---

① 蒋乃平:《"宽基础、活模块"课程结构研究》,载《中国职业技术教育》,2002 年第 3 期。

业教育实施素质教育、全面提高教学质量的关键问题来对待，今后几年内，教育部将会同有关部门和地方，组织制订重点专业的改革方案，开发包括课程在内的教学基本文件和专业设置标准和评价标准；将积极推进以实行学分制为重点的教学组织和管理制度改革，鼓励进行模块教学的试点。"宽基础、活模块"课程模式的理论与实践为教育教学改革提供了一个值得借鉴的范例。[①]

"宽基础、活模块"的职教课程理念，已经在我国职教领域和课程改革发展中，从理论与实践的结合层面上，从理念到实验转化过程中积累了丰富的经验，并在构建课程框架方面，提供了丰富的理论依据和实践基础。然而，作为一种较为科学的课程模式或理论，其仍处于发展阶段。其中有些基本概念、界定仍需要不断完善，例如，"就课程结构而言，集群式模块课程分为'宽基础、活模块'两阶段"之说，还有待商榷。马庆发（2002 年）认为，作为一种课程理念，不能人为地将其分为两个阶段，而应是一个完整的整体。"基础"不仅要体现在"普通教育课程之宽"上，而且"专业课程"或"涉及职业群集课程"也有个"宽"的问题；同样，"活"要体现在学校学习的整个过程中。如果说"模块"是若干"单元课程"的基础，那么，职教课程更应以"顾客为导向"，方能真正发挥职业教育的内涵功能。[②]

参照上述权威人士的观点，笔者认为"宽基础、活模块"课程模式的优越之处在于：

一是此模式将知识社会的特征与我国的经济发展对人才需求的变化有机结合，同时照顾到职业教育的本质内涵，用"专业课程模块"培养学习者的职业技能，用关键能力夯实学习者

---

① 蒋乃平：《"宽基础、活模块"课程结构研究》，载《中国职业技术教育》，2002 年第 3 期。

② 马庆发：《当代职业教育新论》，上海：上海教育出版社，2002 年，第 62 页。

的终身学习的"基础",顺应了时代的发展。

二是注重学习者的个体特征,为有不同发展需求的学习者提供较为宽阔的选择空间,在招生规模不断扩大的职业学校中,使"依学论教"成为可能,是衔接学校教育和学生自主学习的桥梁。

此模式正处于完善和发展阶段,在实际操作中难免会出现一些问题,比如,如何将"宽基础"与"活模块"两个阶段的知识有机融合;在三到五年的职业学校教育中,如何关注到每个学生的个体发展需求和自主学习意识的养成及能力的培养;在学生自选专业课程的时候如何有效而合理地实施管理,等等。这些操作层面上的问题还有待于在实验过程中逐步解决。

四、社区健康管理专业课程模式的确定

本研究之所以选择"宽基础、活模块"课程模式,主要是由社区健康管理这一行业特征、卫生职业学院的生源状况及皖北卫生职业学院的实际情况决定的。第一,社区健康管理行业的就业范围涉及社区居民健康信息搜集和管理、常见慢病处理、营养及运动治疗、心理咨询等较广泛领域,适合设置多个"模块"内容供学生选择学习,使得毕业生拥有宽泛的就业选择机会;同时,行业要求毕业生应具备除专业以外的较扎实的社会人文等方面的和再学习的"宽基础"的关键能力。第二,卫生职业学院学生的学习能力、生活能力以及学习需求等各方面差异性很大。在职业教育过程中,既要考虑到学习者的就业能力的培养,又要关注他们生活能力和职业发展的需要,这就决定了教育内容的多样性和灵活性。比较前述职业教育各种课程模式,选择"宽基础、活模块"课程模式实施教育,可以更好地满足不同层次学生的就业或者升学等不同的学习需要,给学生提供自由选择的机会,更好地体现社区健康管理专业课程的教育要求。第三,皖北卫生职业学院拥有较强的师资力量、良好的教

学设施和广阔的实训基地,具备开发社区健康管理专业课程并通过"宽基础、活模块"模式实施的可能。可见,本研究比较符合"宽基础、活模块"课程模式的特点,故选用"宽基础、活模块"课程开发模式,在卫生类职业教育社区健康管理专业课程中进行尝试性研究。

第三章　社区健康管理行业现状调查

　　深入社会,对新兴行业发展现状和行业需求进行调查研究是开设新专业的首要步骤。行业分析是指详细分析社会某一职业界的真实工作,系统地列出从事该职业所需的知识、技能与态度的过程,是劳动力市场分析的自然延伸,为确立教育目标和教材的编制提供依据。[①] 本研究运用问卷和访谈相结合的调查方法,了解社区健康管理行业现状,根据调查结果整理出从业人员所需的职业能力和行业要求,并提出适合该地域的行业发展模式。

　　本课题组在 2013 年 3 月至 2013 年 9 月期间,对安徽省北部某市及其所辖县区城乡的社区健康管理行业现状进行调研,分析行业需求,探索行业建设模式,旨在为城乡医疗卫生服务有效开展健康管理工作提供参考,并作为制订社区健康管理专业人才培养方案的依据,使职业教育引领人才市场并具备预见性的职业教育原则得以充分体现。

　　此次调查工作运用问卷调查和访谈调查两种方法展开调

---

① 黄克孝:《职业和技术教育课程概论》,上海:华东师范大学出版社,2001年,第 30 页。

查工作。第一阶段是准备工作,参考大量文献资料,拟定调查范围,编制问卷和访谈提纲,培训调查工作人员,在 2013 年 3 月至 4 月完成。第二阶段实施调查并搜集第一手资料,分两组同时进行,在 2013 年 5 月至 2013 年 7 月完成,第一组在安徽省北部某市及其所辖城乡社区中随机选取 400 人作样本进行问卷调查,第二组在该市有针对性地选取具有代表性的人员做深入访谈,访谈分多次进行。研究第三阶段整理调查资料,将调查过程中搜集到的资料进行归纳整理,并结合相关文献对资料进行综合分析,这项工作在 2013 年 8 月至 9 月完成。

第一节　调查对象与调查方法

一、问卷调查

在该地域城乡随机选取社区居民 400 人进行问卷调查。问卷是在参考现有文献[①]的基础上改编而成,由 20 题组成,主要了解公众对健康管理服务的认知情况和服务需求。由经过技术培训的人员组织实施调查,实行全程质量控制,统一指导语,逐一发放问卷,现场填写,对于无法自主填写者,由调查员面对面询问答题并记录结果。共发放问卷 400 份,回收有效问卷 392 份,回收率 98.0%。调查对象的性别结构:男 205 人、女 187 人,年龄分布:25 岁以下 56 人,25～50 岁 172 人,51～75 岁 164 人;学历层次:初中以下 133 人,高中、高职、中专 171 人,大专以上 88 人;性质类别:社区居民 216 人,住院病人 37 人,医务人员 43 人,其他工作人员 96 人。运用 SPSS21.0 软件进行数据处理。

---

① 高晶、张复亮、汪志良:《社区居民对社区健康管理服务认知与需求的调查研究》,载《中国全科医学》,2013 年第 22 期。

二、访谈调查

选择较有代表性的人员进行深入访谈。卫生部门行政领导、公立医院业务院长、民营医院院长、社区卫生服务中心负责人各 1 人，市区、所辖县城、城镇、乡村四个层次居民各 1 人，共计 8 人。其中男 6 人、女 2 人，25 岁以下 1 人、25～50 岁 3 人、51～75 岁 4 人，学历为高中、高职、中专。采用半开放型访谈，针对不同部门和人员，制订访谈提纲，主要围绕对社区健康管理行业的认识、所需健康管理服务内容和服务方式、社区健康管理从业人员需要具备的知识技能等问题。由受过培训的调查员对上述 8 人分别进行多次深入个别访谈，选在安静、干扰少的场所进行，每次访谈为时间 30～40 分钟。

第二节 调查结果

一、问卷调查资料整理

公众对社区健康管理及其服务项目的知晓率很低，共 78 人（19.9％）；对社区健康管理服务的需求量却很大，共有 295 人（75.3％）；希望在综合性医院、社区卫生服务机构或商业机构得到健康管理服务的人数分别是 234 人（59.7％）、381 人（97.2％）、69 人（17.6％）。城乡社区居民对健康管理的认知情况详见表 3-1。

表 3-1 城乡社区居民对健康管理的认知情况[n＝392;百分率（％）]

问题	是	否
(1)您是否了解健康管理？	78(19.9)	314(80.1)
(2)您是否需要健康管理服务？	256(65.3)	136(34.7)
(3)您是否定期做健康体检？	86(21.9)	306(78.1)
(4)您是否需要定期做健康体检？	368(93.9)	24(6.1)
(5)您是否了解疾病早期筛选与预防常识？	53(13.5)	339(86.5)
(6)您是否需要掌握常见疾病的预防知识？	323(82.4)	69(17.6)
(7)您所在社区是否经常进行健康知识宣传教育？	8(2.0)	384(98.0)

问题	是	否
(8)您是否需要有专业人员经常开展健康知识宣传？	349(89.0)	43(11.0)
(9)您是否了解健康咨询？	58(14.8)	334(85.2)
(10)您是否需要经常向专业人员进行健康咨询？	248(63.3)	144(36.7)
(11)您对健康档案是否了解？	62(15.8)	330(84.1)
(12)您是否需要建立自己的健康档案？	209(53.3)	183(46.7)
(13)您的生活方式是否健康？	31(7.9)	361(92.1)
(14)您是否需要专业人员做生活方式干预？	375(95.7)	17(4.3)
(15)您是否了解健康保险？	49(12.5)	343(87.5)
(16)您是否需要对自己的健康进行风险评估？	228(58.2)	164(41.8)
(17)您是否需要专业人员为您制订并实施个人健康计划？	299(76.3)	93(23.7)
(18)您是否希望在综合性医院得到健康管理服务？	234(59.7)	158(40.3)
(19)您是否希望在社区卫生服务机构得到健康管理服务？	381(97.2)	11(2.8)
(20)您是否需要商业机构的个性化健康管理服务？	69(17.6)	323(82.4)

二、访谈调查资料归纳

访谈调查的具体过程不赘述，访谈记录内容整理如下。

提纲1:"请您谈谈对健康管理服务的认识"。

近十年来，该市几乎每年都有全科医生转岗培训和社区卫生人员服务能力建设培训，培训内容大多涉及健康管理，卫生行政管理部门也在督促实施。但由于缺乏真正的健康管理专业技术人员、机器设备短缺，还有其他种种原因，致使健康管理工作一直没有取得实质性进展。我国长期以来卫生投入重医轻防，而且重点在城市，广大城乡医疗基础薄弱、条件相对较差，居民健康状况堪忧，尤其是农村居民中健康危险因素持续存在，由不良生活方式和不良行为习惯导致的疾病医疗负担沉重，因病致贫现象十分普遍，开展实质性的社区健康管理卫生服务成为解决这些问题的关键。

在我国,健康管理行业是在"非典"之后兴起的公共卫生服务行业。在生活条件日益富足的当今社会,人们摄入过量的高脂肪、高蛋白食物,但出行常以车代步,运动量明显减少,平均体重上升,形成了不健康的生活习惯。很多人由于意志力薄弱,又没有第三方监管,明知不可为而为之,致使这些不良生活习惯无法得到有效纠正。由不良生活方式引起的糖尿病、高血压、冠心病等慢病人数逐年增多,由此引发的并发症致残、致死率非常高,治疗费用开支巨大。健康管理服务可以帮助人们降低这些风险,及时检测血脂、血压、血糖等指标,改善生活方式,平衡膳食,适当运动,预防慢病的发生,采取适当方法减少慢病患者的脑卒中、心肌梗死等危重并发症的发生等,完全符合WHO提出的疾病三级预防原则。对高危人群进行有效合理的生命全程健康管理,将成为卫生服务行业的发展趋势。

健康管理是维护人们健康生活的必然选择。物质生活的改善和人口老龄化进程的加快,促使人们对自身生活质量有了更高的要求,对改善自身健康状况的需求也更加迫切。目前,广大城乡卫生服务从业人员中缺乏健康管理专业人才,满足不了人们对健康维护的需求,无法填补市场空缺。虽然很多人有一定的保健意识,但由于不具备保健和预防疾病的常识,又没有专业性指导和效果监测,更没有恰当的反馈调整,保健活动大都盲目进行,而且往往因缺少有效监督而难以坚持。若能将服务人群集中起来进行统一管理,形成积极向上的氛围,成效将会明显提高。

提纲 2:"就健康管理,请谈谈您希望得到的服务内容和服务方式"。

健康管理服务是由采集健康资料、评估健康状况、制订健康维护计划、实施健康管理、收集反馈信息、再评估等步骤构成的周期性工作过程。工作的重点是疾病的预防和健康人群健康状况的维持和改善。健康管理工作的开展最好以社区卫生服务中心或乡镇卫生院为主,辅以社会商业服务机构,并与综合性医院相联合,形成多元化的运营构架,这样既方便快捷又确保了专业性绿色诊疗通道的顺畅。

提纲3:"您认为健康管理从业人员需要具备哪些知识技能"。

从事健康管理服务的人员,应具备一定的医学知识,要掌握常见疾病发生、发展的基本规律,擅长常见病的预防、检查、诊断、治疗和紧急处理;懂得慢病护理、饮食运动治疗指导、疾病发生的预测,能够从服务对象的健康资料中预测疾病的转归,并做好疾病发生的预防工作;能与服务对象进行良好的沟通;具备一定的心理疏导能力;能组织有益于健康的团体活动;能够熟练运用计算机和互联网管理病员资料;还要具备一定的学习能力和较强的责任心、进取心。

第三节 调查结果分析与讨论

一、城乡居民需要健康管理

1986年国际健康促进大会通过的《渥太华宣言》指出:"健康是每天生活的资源……是社会、经济和个人发展的主要资源。"既然是资源就理所当然需要管理,管理是使各种资源得以合理利用并取得最大整体效益的关键。因此,对作为社会、经济、个人发展主要资源的健康加以科学的管理是医疗卫生事业中十分重要的议题。"健康管理"是指一种对个人或人群的健康危险因素进行全面监管的过程,其核心是对个人、群体的健康危险因素进行全面的检测、分析、评估、预测、预防,调动个人、集体和社会的积极因素,有效利用有限的资源来取得最大的健康效果,以达到维护健康、降低医疗支出的目的。[1]

---

[1] 卢巧:《在农村社区卫生服务中开展健康管理的研究》,杭州:浙江大学硕士学位论文,2011年。

目前在广大城乡,有些居民虽然知道吸烟、饮酒、高脂高盐饮食对健康的危害,但很少主动去改变。有研究结果显示,城乡居民中高血压患者知晓率48.99%、服药率34.42%、服药控制率12.19%,[①]这说明半数以上患者在确诊之前对自身疾病并不知晓,即使在知道后,能坚持服药和控制病情的也很少。可见,个人不良生活方式的改变靠个人力量很难完成,必须有第三方监管,很多人缺少的不仅仅是保健知识,而且缺乏正确的健康观念和坚强的意志力,而要克服不利因素,提高健康水平,必须开展健康管理。本研究调查结果显示,健康管理服务在城乡还是个盲区,基本上没有开展起来,其知晓率很低(19.9%)。居民的健康维护需求依次是生活方式干预(95.7%)、定期体检(93.9%)、健康知识(89.0%)、制订并实施个人健康计划(79.3%)、健康咨询(63.3%)。因此,在城乡开展社区健康管理存在巨大市场发展潜力,且势在必行。

二、"社区卫生服务机构—社会商业机构—综合医院相联合"的多元化运行模式

我国首批健康管理硕士唐海认为,健康管理机构通过有机地整合自身和医疗机构、保健机构、保险组织等医疗保健服务提供者的资源,为每一位加盟的社会成员即医疗保健服务消费者提供系统、连续的个性化医疗保健服务,使参与该健康保障计划的人能够以最合理的费用支出得到最全面有效的服务。[②]社区卫生中心最大的特点是贴近居民,便于与居民进行快捷的交流合作。此次调查结果表明,绝大多数城乡居民(97.2%)希

---

① 卢巧:《在农村社区卫生服务中开展健康管理的研究》,杭州:浙江大学硕士学位论文,2011年。

② 中华人民共和国劳动和社会保障部职业技能鉴定中心:《劳动和社会保障部职业技能鉴定中心关于健康管理师等建议职业的意见》,2005年8月2日。

望在社区卫生中心得到健康管理服务。以社区卫生中心为主体开展健康管理服务,不仅符合居民的真实需求,也是社区卫生中心自身发展的需要,还可以充分发挥社区卫生机构的保障人群基本健康的首要职能,及时对居民进行健康体检和评估,有针对性地早期预防,加强健康知识宣教,有效督促居民养成健康的生活习惯,对不良生活和行为方式及时进行科学的干预,消除或减少健康危害因素,减轻疾病发生率和诊疗带来的经济负担,改善健康状况,提高生活质量。

现今,我国还没有制订社区卫生服务机构进行居民健康管理的收费依据和标准,这在一定程度上制约了社区健康管理事业的发展。专业人员的缺乏、资金的短缺和设备的不足等问题,使得社区卫生机构只能承担起最基本的健康管理服务。而对于有更高标准的健康管理需求者来说,更有针对性和个性化的商业健康管理机构则是社区卫生中心基本健康管理的最好补充。调查结果显示,17.6%的居民需要从商业性健康管理机构得到个性化服务。可见,社区卫生机构和商业化健康服务公司的协调并进将是未来城乡居民健康管理的发展趋势。

社区卫生中心的健康管理与医疗的关系,也是目前我国基层卫生服务体系建设中值得探讨的问题。本研究结果显示,希望有综合性医院参与健康管理的居民占59.7%。由于健康、亚健康和患病人群都属于健康管理服务的目标人群,在实施服务的过程中难免涉及疾病的诊疗问题,这就需要与医疗条件较好的综合性医院建立起诊疗绿色通道,及时处理疑难病症,争取时间,保障生命安全。

综上所述,"社区卫生服务机构—社会商业机构—综合医院相联合"的多元化运行模式将是在城乡开展社区健康管理服务的有效运作方式。

三、城乡社区健康管理的职业描述

根据访谈调查结果,可将社区健康管理职业描述为,以社区卫生服务机构为主体,建立在现代生物医学和信息化管理技术平台上,从社会、心理、生物的角度,在建立起个人健康档案的基础上所进行的个体化的全面的健康事务管理服务。它帮助、指导人们成功、有效地把握与维护自身的健康。李明教授指出,健康管理服务内容是综合性的,其工作程序可用"了解健康"、"计划健康"和"改善健康"三个步骤加以概括,根据不同需求完成健康管理体检、健康评估、个人健康管理咨询、个人健康干预服务和专项的健康及疾病管理服务五个工作环节;健康管理工作需要的辅助工具有健康管理信息采集平台、专项的健康干预指导的专业分析软件、检测或监测个人健康指标的相应仪器和进行自我管理的常用手段如互联网等。[1]

由此可见,健康管理专业人才必须具备熟练完成"三个步骤"、"五个环节"涵盖的基本专业知识和辅助工具的操作技能。这将为卫生职业院校培养社区健康管理专业人才计划的制订指引方向并奠定教学基础。

---

[1] 李明:《健康管理师的现状与展望》,载《中华健康管理学杂志》,2009 年第 2 期。

第四章 社区健康管理专业建设的可行性论证

　　据统计,我国在 2010 年 GDP 已达 397983.00 亿元,人均 GDP 也达到 29524 元(约合 4361 美元)。按照国际经验,人均 GDP 由 1000 美元增至 3000 美元的阶段,是居民膳食结构发生迅速变化的时期,也是诸多营养不良性疾病的高发阶段。[①]《中国慢性病防治工作规划(2012－2015 年)》、《中国医学教育改革与发展纲要》及安徽省卫生厅等七部门联合下发的《关于进一步加强农村卫生人才培养和队伍建设的实施意见》等文件一再强调,要把加强慢性病防治工作作为改善民生、推进医改的重要内容,采取有力有效措施,尽快遏制慢性病高发态势。为贯彻国家及地方政府的文件精神,在卫生职业学院进行社区健康管理专业建设,培养适应国家及地域经济社会与卫生事业快速发展需要的高素质技能型卫生技术人才,满足广大城乡居民对卫生服务的新需求,是卫生职业教育的必然选择。本章主

---

① 　熊晓晖:《在卫生职业教育开展健康管理专业的思考》,载《心理医生》,2012 年 14 期。

要对卫生职业学院建设社区健康管理专业的可行性做出论证。

第一节　社区健康管理专业建设的必要性

一、缓解地方社区健康管理人才短缺状况的需要

前文对安徽省北部某市社区健康管理行业现状的调查资料显示,健康管理服务在社区的知晓率(19.9%)很低,社区卫生服务机构几乎没有专门的健康管理专业技术人员,居民的健康档案建立、健康状况监测、健康教育等工作没有常规性地开展。社区卫生服务机构的工作人员主要是全科医生和护士,其工作仍然停留在对常见外显疾病的诊治层面上。即使是专业的医护人员,仍存在很大空缺。安徽省卫生统计资料显示,截至 2009 年末,安徽省 5950 万人口,有卫生专业技术人员20.8631万人,每千人口拥有卫生技术人员约 3.5 人。而该市卫生技术人员 1 万余人,相对该市 600 余万人口来说,每千人口有卫生技术人员 2 人左右。该市人口绝大多数为农村人口,近 500 万人,乡镇卫生院卫生技术人员有 6000 人左右,每千人口拥有卫生技术人员 1 人左右。可见,该市居民享有卫生技术服务的水平低于全省水平,更难以达到《中国 2001－2015 年卫生人力发展纲要》提出的"到 2015 年,全国每千人口拥有卫生技术人员3.64人左右"的目标,就更不必说服务于刚刚起步的健康管理产业的专业人才了。如第一章中所述,2007 年,健康管理已被列入国家"十一五"规划,劳动部、卫生部公告中明确把健康管理作为卫生特有行业,实行就业准入,当时全国预计人才缺口 400 万人。目前中国超过 13 亿的人口,只有 1000 多位健康管理师,5000 余人从事健康管理相关工作。因此,社会对健康管理专业人才的需求之巨大可见一斑。皖北卫生职业学院地处安徽省北部。皖北地区辖蚌埠、淮南、淮北、阜阳、宿州、亳州六市,土地面积约占全省的四分之一,人口占全省的三

分之一以上，其卫生人力资源水平明显低于全省水平。

卫生技术人员，尤其是健康管理专业技术人员的严重短缺，使得当地城乡居民的健康状况无法得到正常维护，严重影响皖北地区的经济和社会发展。在皖北卫生职业学院设置社区健康管理专业，培养"下得去、留得住、用得上、干得好"的高素质健康管理技能型人才，是缓解地方健康管理专业技术人才极度短缺状况的需要。

二、带动地方健康管理产业发展的需要

由于健康管理产业在我国起步不久，绝大多数居民和许多医疗卫生人员，包括部分健康从业者，对开展健康管理的重要意义和实践价值缺乏足够认识，对健康管理的实践内涵不太了解，对健康管理的技术服务流程和服务项目不清楚。因此，在卫生职业学院建设健康管理专业，尽快形成针对健康管理的教育培训体系，不但是实施健康管理服务的紧迫要求，也是健康管理从理论迈向实践的必经之路。任何经济产业的发展人才是关键，一方面，合格的社区健康管理专业人才能为社区居民提供正规的健康维护服务，减少疾病的发生，减少诊疗开支，减轻个人和社会的经济负担。另一方面，还可以增强健康经济实体的影响力，创造经济效益，带动保险机构、社会商业健康服务机构的发展，进而促进当地经济和社会发展。

三、提升学院市场竞争力的需要

职业教育与经济社会的发展紧密相关，而专业建设则是体现职业院校服务于社会经济的主要方式。依据人才市场需求进行专业建设和课程开发，有助于职业学院提高自身的教育品质，满足社会对人才的需求。新专业的设置，要经过市场调研、行业分析、课程设置等一系列系统性研究工作，要求教育者不断学习、深入研究，选择教育内容，适应新科目的教学，改进教

育方式。新专业建设还需要学院加强实验仪器、教学场地、实训基地等基础设施建设,从而推动学院师资队伍建设和教学设施、教学文件及教学资料等教育资源的合理配置与有效利用,促进学院软件、硬件建设。当前我国卫生服务行业急需大量健康管理专业技术人才,在卫生职业学院进行社区健康管理专业建设,是准确预测社会人才市场需求、建设富含实力专业的体现,是职业院校适应经济发展、产业结构调整和自身可持续发展的有效途径,为学生提供一条宽阔的就业渠道的同时,推进课程改革,凸显办学特色,增强学院办学实力,提升卫生职业院校的核心竞争力。

第二节 社区健康管理专业毕业生就业前景分析

一、社区健康管理专业人才市场需求量巨大

上海社科院最新公布的"知识分子健康调查"显示,在知识分子最集中的北京,知识分子的平均寿命从 10 年前的 59 岁降到调查时期的 53 岁,这比 1964 年第二次全国人口普查时北京人均寿命 75.85 岁低了 20 多岁。我国首次国民体质监测(1997 年)结果表明,我国成年人体质达到合格级以上的人数占总人数的 71.4%,其中达到优秀级的为 12.1%,良好级的为 25.9%,合格级的为 33.4%。尚有 28.6% 的中国成年人体质处于合格级以下水平。于 2000 年 4 月 8 日在北京举办的"21世纪中国亚健康市场学术成果研讨会"提供的有关统计资料显示,在我国,约有 15% 的人是健康的,15% 的人非健康,70% 的人处于亚健康状态。[①] 我国人口老龄化速度快,老年人口数量大,出现了未富先老的趋势;慢性病相关危险因素的流行日益严重,患病率迅速上升,国人的健康受到严重威胁;医疗费用急

---

① 赵山明:《公民健康素质研究》,郑州:郑州大学出版社,2005 年,第 13—14 页。

剧上涨,个人、集体和政府不堪重负;《安徽省慢性病防治工作规划(2012－2015 年)》表明:"我省 18 岁以上成人高血压患病率为 25.4％,糖尿病患病率为 3.2％,血脂异常患病率为 19.3％,恶性肿瘤年均发病率为 145.36/10 万,恶性肿瘤、脑血管病、心脏病和呼吸系统疾病等主要慢性病分列死因顺位的前四位。"如前文所述,在皖北某市的调查结果也同样显示社区居民对健康管理服务的需求量很大(75.3％)。2010 年,安徽省第六次人口普查结果显示,全省常住人口约 6000 万人口,皖北占全省人口的 1/3,如果按照 75.3％ 的需求量计算,仅在皖北地区就有近 1500 万人需要健康管理服务。与《中国 2001－2015 年卫生人力发展纲要》提出的"到 2015 年,全国每千人口拥有卫生技术人员 3.64 人左右"的目标相对照,安徽省需要健康管理专业技术人员 16 万余人,仅在皖北地区就需要 5 万多人。由此可见,仅仅关注疾病诊断和治疗的传统的医疗服务模式已不能满足发展的需要,中国呼唤健康管理,安徽省也迫切需要大量社区健康管理服务人才。

二、社区健康管理专业人才严重匮乏

近年来,我国健康管理产业应市场的迫切需求,展现出迅猛发展势头。截至 2008 年 8 月,我国至少有 5744 家健康管理相关机构,其中体检中心占健康管理相关机构总数的 64.5％。从 2000 年开始,中国的健康管理机构数量以平均每年 52％ 的速度增加。这些机构分布在全国 25 个省、4 个直辖市和 4 个自治区,其中北京市数量最多,约占全国总数量的 1/10,其次是广东省、江苏省、山东省和上海市。2005 年国家进行健康管理师职业认定,到 2007 年全国已有几百名国家认可的健康管理师,并且越来越多的人正在接受健康管理师的培训,他们中的大部分人都具有医学背景,分布在体检中心、健康管理公司、健康管理咨询公司、医院、疾病预防控制中心等机构。[①] 但是,目前我国履行健康管理服务职责的大多数为医院及体检中心的附属部门,专业的健康管理机构还远远不能满足公众对健康管理服务的需求,其主要制约因素正是健康管理专业人才的严重匮乏。相比于发达国家,我国在这方面的专业人才相当匮乏。如前文所述,2007 年预计全国健康管理人才缺口达 400 万人,目前健康管理的从业人数没有准确的数据,估计全国在 10 万人以上,仅能为我国总人数的百分之二提供比较专业的健康管理服务,而美国约有 70％的居民能够在健康管理公司或企业接受完善的服务[②]。我国的健康管理专业人才匮乏数量之巨大可见一斑。

三、社区健康管理人才就业范围不断扩大

社区健康管理专业作为一组职业集群,交叉性强,涉及临床医学、预防医学、人文社科等多个领域,其中循证医学、流行病学、生物统计学、生物信息学、健康促进学、运动学、营养学和心理学都是与之密切相关的重要学科。其专业培养具有多向性,毕业生可以根据个人兴趣和知识结构在多种职业中进行选择。其职业准入范围可以为健康管理师、营养师、心理咨询师等。单单就健康管理师而言,随着社区保健制度的推广,其就业范围也在不断扩大。不仅可以在社区发挥重要作用,为健康和亚健康人群提供营养咨询和指导,还可以为企业一般员工、白领、高级管理人员和家庭提供教育、辅导、指导等服务。从目前的需求来看,健康管理师主要在附属于医疗机构或专门的体检中心以及社区医疗服务机构工作。由于近年来社会医疗保

---

① 徐文君:《健康管理理念在社区卫生服务中的应用研究——以糖尿病的综合防制为例》,南京:南京医科大学硕士学位论文,2010 年。

② 尤川梅、朱宏斌、金生国等:《将健康管理理念注入社区卫生服务的思索》,载《中国妇幼保健》,2007 年第 22 期。

险机构、疗养院、健康管理公司、保险公司以及企事业单位的人力资源管理部门对健康管理日益关注,就业的机会也在相应的增加。随着产业的发展,健康管理师的就业范围将会进一步扩大。[①]

综上所述,广大居民对社区健康管理服务的急切需求,以及社区健康管理专业人才的严重不足,加上社区健康管理人才就业范围的不断扩大,都决定了该专业的毕业生将拥有十分广阔的就业前景。

第三节 社区健康管理专业建设的可行性

前文已述,社区健康管理专业建设得到政策的支持和市场的召唤,培养合格的社区健康管理人才成为卫生职业院校的职责。在此主要论述皖北卫生职业学院承办社区健康管理专业的资源优势。

一、皖北卫生职业学院教育资源状况

校园占地 343 亩,预留土地 300 亩。校舍建筑面积 7.5 万多平方米,其中教学行政用房 4 万平方米。现有专任教师 120人,其中具有硕士学历的教师 18 人,占专任教师总数的 15%;具有副高级以上专业技术职务的教师 32 人,占专任教师总数的 27%。现有教学仪器设备总值 2000 余万元,建有护理、助产、康复、检验与药剂 5 个校内实训基地,公共与基础实验室 27个,专业实验室 60 个;计算机 300 台,多媒体教室 800 座,语音室 140 座,电子阅览室 90 座。图书馆藏书约 39 万册,其中纸质图书 9 万册,电子图书约 30 万册。建有计算机图书管理系统,拥有电子资源 1 个。现有二级甲等综合性附属医院 1 所,其中有 850 张床位,27 个科室;专业技术人员 1190 人,其中中

① 李明:《健康管理师的现状与展望》,载《中华健康管理学杂志》,2009 年第 2 期。

级以上职称者 300 余人,包括正高 24 人、副高 87 人;大型医疗设备总值约 2.5 亿元。稳定的校外实习基地 33 个,绝大多数为二级甲等以上综合性医院。

二、学院办学声誉良好

该学院前身是宿州卫校,创建于 1949 年,从事高、中等医学教育已有 66 年的历史,奠定了雄厚的办学实力,积淀了丰富的教学与管理经验,形成了优良的校风。学校以严谨的教学和管理,为各级医疗机构培养输送了大批合格的高、中等卫生技术人才。该校重视学生综合素质的培养,理论与实际技能结合,教育培训内容与临床岗位需求对接紧密,绝大多数毕业生深受用人单位的好评,具有良好的办学声誉。

三、学院具有区位优势

学院地处安徽省北部,是皖北唯一一所高等卫生职业院校。安徽省是农业大省,人口众多,皖北人口占全省总数的三分之一,社区健康管理人才需求量极大。因此,皖北卫生职业学院有着得天独厚的区位优势,该学院建设健康管理专业,培养社会急需的专业技术人才,有利于加快皖北卫生事业和地域经济社会的发展。

四、学院建设社区健康管理专业的 SWOT 分析

优势(S):学院领导具有超前意识和创新精神,凝聚力较强,全员具有发展壮大学院的共同愿景,精神饱满,干劲十足;学院具有较为完善的管理制度,保障专业建设的顺利进行;学院的教育研究机构力量较强,由业务校长指导、两名硕士研究生主持、各学科主任和教研组长参与,吸纳相关企事业单位领导,形成有序的教科研网络,为专业建设提供源泉;学院师资力量较强,护理、营养、预防、基础医学、临床医学、心理学、运动医

学等科目的师资实力雄厚,为社区健康管理专业建设和课程开发奠定坚实的学术基础;学院具备较为完善的实验设施,并有国内30余家各级医疗及相关单位作为实习基地,保障学生进行技能训练。

劣势(W):招生制度的改革,导致生源质量有所下降,学生基础知识的不足和不良的学习习惯将增加教育难度和教师的工作压力,部分毕业生的基本工作技能下降,也将影响教育效果和质量。

机遇(O):政策的支持使得学院利用自己的优势开发新的专业课程成为可能;长期与高等院校的合作办学,增强了社会对毕业生的可信度,同时进一步提高了教师的教育教学水平;健康管理行业的兴起、市场对参与社区健康管理专业人员需求量的急速增加,为学院开设该专业课程、培养具备专业技能的专门人才提供了机遇。

挑战(T):健康管理起步较晚,尚未形成较为完整的理论体系,而作为专业课程进行开发,在省内卫生类职业学院未有先例,所以,整个过程只能在实践中逐步摸索着进行;市场的广大和易变,迫使学院全员必须转变根深蒂固的传统教育观念,不断提高自身的综合素质,增强创新意识,走入市场,参与竞争。

总之,政策的支持、市场的召唤、学校本身的资源优势等无不证明,在皖北卫生职业学院建设和开发社区健康管理专业是可行的。

第五章　社区健康管理专业建设方案

　　响应国家政策号召,以适应地域经济发展为前提,依据职业教育学、职业教育专业建设和课程开发过程以及"宽基础、活模块"课程开发模式等基础理论,以广大城镇乡村为重点,通过大量市场调研,掌握社区健康管理行业现状并进行行业分析,针对皖北卫生职业学院的特点,拟定在三年制高职教育中实施社区健康管理专业人才培养。本章主要叙述社区健康管理专业建设目标、制订专业课程体系和人才培养方案,阐述的重点内容为社区健康管理专业课程目标的确定、教学内容的选择、实施方案的设计、课程评价的设想等。

第一节　社区健康管理专业建设目标

　　专业建设的关键是明确专业人才培养目标,这也是专业建设过程中首先要解决的问题。这直接关系到职业教育是否能满足行业与社会的需求,以及学院自身的长期发展。职业学院要明确自己在教育功能中的定位,根据学生特点和行业人才规格来确定专业培养目标。

　　皖北卫生职业学院建设社区健康管理专业的宗旨是适应社会发展和人才市场变迁的需求,培养有发展后劲、以医学基础知识为根本、适应卫生行业较宽范围内转岗的服务人才;适应地方经济社会发展,发挥专业优势,促进与社会需求、学院办学定位和专业人才培养目标相符合的高职院校办学模式的建设进程。

参照国内现有健康管理专业办学情况,将皖北卫生职业学院社区健康管理专业培养目标拟定为培养社区居民健康管理服务的实用型专业技术人才,以基本的人文知识(如英语、计算机等知识)为基础,发展学生的职业素养,设定多个知识模块,使之适应有不同需求学生的选择性学习,符合康复、预防、心理咨询、营养及运动保健等多个职业的卫生服务类职业群的职业要求,注重终身学习理念的灌输和能力的培养,增强毕业生就业竞争力,促进学院自身发展,以求得最大限度的社会效益和经济效益。

第二节 社区健康管理专业课程开发理念

我国著名课程学者黄显华对普通课程开发的理念所做的概述如下:一是知识再概念化的理念。课程的设置要注重为学生的学习设置有利于进行知识构建的环境。二是草根式民主的理念,即课程开发的民主决策精神。课程开发理应由学校、教师、学生参与。三是文化回归的理念。课程发展应避免国家课程发展这种非文化的倾向,自觉地把自身置于社区文化的母体中。四是学校重构的理念。课程开发中,学校的机能指向要从"课"转化为"课程",机构上也要做出相应的重组。五是给教师赋权增能的理念。教师不仅是课程的实施者,还是研究者和课程的最后裁决者。六是面向教育现场和学生需求差异的理念。课程的发展必须面对学校的教育现场,迅速响应社会和知识的变迁,给学生提供适切而有意义的课程。[1]

---

① 黄显华:《课程领导与校本课程发展》,北京:教育科学出版社,2005年,第46—48页。

职业教育的课程开发理念与普通教育有所差异。在皖北卫生职业学院建设和开发社区健康管理专业课程,采用的是"宽基础、活模块"的职教课程理念,具体体现在:根据该学院的办学思想自主开发适合学院具体资源和条件的专业课程体系,突出办学特色,扩大毕业生就业视野,增强学院的品牌效应,体现职业教育的生存观;针对国家在卫生职业学院课程设置的局限性,较为充分地利用该校的具体课程资源,优化课程结构,顺应职业教育课程改革的大趋势,体现职业教育的适应观;依据市场的变化、教师专业发展的要求和学生学习的需求,注重学生职业适应能力的培养,尊重教师和学生的独特性和差异性,体现职业教育的能力观和发展观;与学院其他专业课程相互补充,以达到提高办学质量的目的,体现职业教育的质量观。

第三节 社区健康管理专业课程的性质和特点

就社区健康管理专业设置方法而言,其归属于"同质设置法"。根据已有的专业基础,设置与学院原有专业相近的专业,这种方法能使新设的专业与已有的专业在课程结构、教育组织、师资配备和设备使用等方面有较大的重合度,使教育资源得到充分利用。① 社区健康管理专业课程在该学院整体课程设置中具有相对独立价值,它与其他课程既有区别又有联系。社区健康管理涉及医学中护理、临床、预防、营养、运动、心理、信息管理等多个领域,要求从业者既要有较为广博的社会科学知识基础,又要有专业的技能技术。因而,从职业教育课程性质上说,它不是单一的,是以学科为主,融合活动课程、文体课程、个性课程的公共类课程与知识类课程相结合的课程体系。

根据预设的专业课程培养目标,将其特点归纳如下:一是对社会需求反应快。健康管理问世不过二三十年,在我国的发

① 刘春生、徐长发:《职业教育学》,北京:教育科学出版社,2002年,第150页。

展刚刚开始,而人口老龄化进程的加速、慢病及其并发症的增多、人们心理压力的加大,促使此行业对人才的需求量将会逐渐增大。二是岗位针对性强。社区健康管理的岗位,主要针对预防、临床和保健等卫生服务大行业的一类职业群,注重行业技能培养的同时,在一定程度上增加毕业生对岗位流动的适应能力。三是采用注重学生基础知识与实际工作能力相结合的培养模式——"宽基础、活模块"课程结构。将课程结构分为既相互联系又有区别的两个阶段,所选课程内容及教学方法注重与职业要求相符合,并与医疗卫生机构及相关企事业单位洽谈,为学生提供社会实践的实训场所,使毕业生尽快适应岗位工作,满足用人单位的要求。

第四节　社区健康管理专业课程分析

职业技术教育课程分析是课程开发的基础。它是指为开发新课程而汇集各种资料,进行系统分析评估,从而规划专业设置并获得课程设计编制根据的工作过程。职业技术教育课程分析可划分为社会需求分析、行业分析、教学分析三个阶段。[①]"宽基础、活模块"模式的课程分析是确定课程目标的依据,包括以职业分析为基础的劳动力市场分析、工作时间分析、教育对象分析和相关课程文件分析。本节依据一般职教课程和"宽基础、活模块"模式课程分析的规律,结合本研究的具体情况,从市场状况、行业要求以及学生和教学的实际四个方面进行调查和分析,为课程目标的制订、课程科目的选择、课程设计等工作提供依据。

一、目前我国公众健康的基本状况

1948 年 4 月 7 日,WHO 成立时在其宪章中对健康的定义

---

① 黄克孝:《职业和技术教育课程概论》,上海:华东师范大学出版社,2001年,第28—33页。

是"健康是躯体上、精神上和社会适应方面的完好状态,而不单是没有病症"。中国宪法规定,维护全体公民的健康,提高各族人民的健康水平,是社会主义建设的重要任务之一。这表明健康的观念已经被提升到新的高度,既是一项人权,又是每个公民应尽的社会责任。现代健康的概念与以往的最大区别在于,现代健康的概念倡导一种积极的态度,倡导在个体现实的身体条件下,努力去获得更好的状态。当我们跨过知识经济的门槛,意识到创造社会财富主要不再依赖自身的体力,而是要依靠聪颖和智慧的时候,各种疾病尤其是慢性非传染性疾病,如高血压、冠心病、糖尿病、慢性胃炎及胃肠功能紊乱患者人数逐年上升,心脏病、脑血管病、心绞痛、精神病的患病率和死亡率逐渐提高。我国心、脑血管病和癌症患者的死亡率于20世纪50年代在各项疾病排序中分列第七、八、九位,20世纪80年代已排到第一、二、三位,已经和发达国家差不多了。[①] 上海社科院最新公布的"知识分子健康调查"显示,在知识分子最集中的北京,知识分子的平均寿命从10年前的59岁降到调查时期的53岁,这比1964年第二次全国人口普查时北京人均寿命75.85岁低了20多岁[②]。我国首次国民体质监测(1997年)结果表明,我国成年人体质达到合格级以上的人数占总人数的71.4%,其中达到优秀级的为12.1%,良好级的为25.9%,合格级的为33.4%。尚有28.6%的中国成年人体质处于合格级以下水平。于2000年4月8日在北京举办的"21世纪中国亚健康市场学术成果研讨会"提供的有关统计资料显示,在我国,约有15%的人是健康的,15%的人非健康,70%的人处于亚健康

---

① 赵山明:《公民健康素质研究》,郑州:郑州大学出版社,2005年,第13—14页。
② 李翰洋:《管理者的健康管理》,北京:中国经济出版社,2006年,第3页。

状态。[1]

我国人口老龄化速度快，老年人口数量大，出现了未富先老的趋势；慢性病相关危险因素的流行日益严重，患病率迅速上升，国人的健康受到严重威胁；医疗费用急剧上涨，个人、集体和政府不堪重负……由此可见，中国市场呼唤健康管理。中国对健康管理的需求迫切而且巨大。[2] 美国在 1978—1983 年，通过实施健康管理计划，国民胆固醇水平下降了 2%，高血压水平下降了 4%，冠心病发病率下降了 16%。[3] 同样，我国关注公众的健康状况，及时实施健康管理计划，对预防和控制常见病及合理利用卫生资源、降低医疗费用都有着极其重要的意义。

二、社区健康管理行业要求调查分析

行业分析是指详细分析社会某一职业界的真实工作，系统地列出从事该职业所需的知识、技能与态度的过程，是劳动力市场分析的自然延伸，为确立教育目标和教材的编制提供依据。[4]本研究于 2013 年 5 月至 6 月，通过对相关人员的深入访谈，进行了社区健康管理的行业分析，整理出从事"健康管理"所需的职业能力和行业要求，为社区健康管理专业课程目标的确定和课程内容的选择提供依据。

（一）对象与方法

调查对象的选取：选择较有代表性的人员进行访谈式调

① 李翰洋：《管理者的健康管理》，北京：中国经济出版社，2006 年，第 14 页。

② 黄建始、陈君石：《健康管理在中国的历史、现状和挑战》，载《中华全科医师杂志》，2007 年第 1 期。

③ 李翰洋：《管理者的健康管理》，北京：中国经济出版社，2006 年，第 46 页。

④ 黄克孝：《职业和技术教育课程概论》，上海：华东师范大学出版社，2001 年，第 30 页。

查,有某市卫生部门行政领导、北京某健康管理公司总经理、某市立医院业务院长、某社区卫生服务中心负责人各1人,健康管理服务对象1人,共5人。接受访谈人员的基本情况见表5-1。

表5-1 受访人员基本情况表

受访人员	编号	单位	学历	性别	年龄（岁）	了解健康管理的时间
卫生局长	A	卫生局	本科	男	51	2005年
健康管理公司总经理	B	健康管理公司	博士	男	48	2000年
医院业务院长	C	医院	硕士	男	45	2005年
社区卫生中心负责人	D	社区卫生服务中心	本科	女	40	2006年
健康管理服务对象	E	干休所	高中	男	68	2009年

调查方法:采用半开放型访谈方式,针对不同部门和人员,制订访谈提纲,由受过培训的调查人员(项目组成员),对上述五人分别进行面对面多次较深入的个别访谈,访谈的主要内容是对健康管理行业的认识、从事社区健康管理行业所需的知识基础和职业能力、健康管理行业对人才的需求情况的看法等问题。访谈选择在比较安静、不受外界干扰的场所进行,访谈时间平均每次为60-90分钟。

访谈提纲:

1.您了解健康管理行业吗? 对此您有何看法?

2.您了解实施社区健康管理服务的过程是怎样的吗?

3.您可以谈谈从事社区健康管理服务需要具备哪些基本知识和素质吗? 做这类工作需要具备哪些技能?

4.您认为社区健康管理行业的发展前景如何？我国对这类人才的需求量怎样？

（二）结果与分析

调查具体过程不再赘述，访谈记录的主要内容摘录如下：

访谈者：您了解健康管理行业吗？对此您有何看法？

受访者：健康管理行业是在"非典"之后在我国发展起来的卫生类服务行业。在物质生活越来越富足的现代社会，人们摄入过量的高脂肪、高蛋白食物，运动量反而减少，这使得平均体重有所上升，到医院就诊的由不良生活方式引起的高血压、冠心病、糖尿病等慢病人数逐年增多，医疗费用开支巨大。及时检测血脂、血压、血糖等指标的变化，预防慢病的发生，或者运用适当的方法预防慢病病人的脑卒中、心肌梗死等危重并发症的发生，是维护人们健康生活的必然选择，是符合世界卫生组织提出的疾病的三级预防原则的。对高危人群，甚或生命的全程进行有效合理的健康管理，是保障公众健康的必然选择。

访谈者：您了解实施社区健康管理服务的过程是怎样的吗？

受访者：社区健康管理服务是由对居民健康资料的采集、健康状况的评估、实施健康管理、收集反馈信息、再评估等步骤构成的周期性工作过程。工作的重点是疾病的预防和健康人群健康状况的维持与改善。

访谈者：您可以谈谈从事社区健康管理服务需要具备哪些基本知识和素质吗？做这类工作需要具备哪些技能？

受访者：社区健康管理行业从业者需要具备一定的医学基础知识，擅长常见病的检查、疾病发生的预测、饮食运动治疗指导、常见病的预防和紧急处理、慢病的治疗和护理，能组织有益于人们健康的团体活动、具备一定的心理疏导能力，并能够与服务对象进行良好的沟通、能够熟练运用计算机管理病员资料、进行人机对话，最好要具有一定的外语水平。在整个健康管理过程中,从业者要掌握常见疾病发生、发展的基本规律,疾病发生的预测、诊断、治疗的基本措施,最主要的是从资料中预测疾病是否发展,并在疾病恶化前做好预防工作,预防的方法应该是饮食、营养、运动、心理疏导等各个层面上的。目前健康管理行业需要的是持有健康管理师,或者是营养师、心理咨询师、公共卫生医师、临床医师、临床护师等资格证书的卫生类及其相关专业的人员。

访谈者:您认为社区健康管理行业的发展前景如何?我国对这类人才的需求量怎样?

受访者:一方面,随着老年人口数量和经济收入的增加,人们对自身生活质量有了更高的要求,对改善自身健康状况的需求更加迫切。而目前从事健康管理的人才非常紧缺,满足不了市场的需要。另一方面,健康人群、亚健康人群、中老年慢病患者虽大都具有保健意识,但常常盲目进行保健,平时锻炼没有专业性指导,缺乏对效果的监测,更没有适当的反馈性调整。同时,个人活动往往因缺乏有效监督而效果较差,若能将服务人群集中起来进行管理,可以大大提高疗效。

由此可见,参与健康管理主要有六类人才:健康管理师、营养师、心理咨询师、公共卫生医师(士)、临床医师(士)、临床护师(士)。现有人才资源有限,尤其是前三类执业人员,对于整个健康行业来说都十分紧缺。而在全面建设小康社会的氛围内,健康管理这项新型的服务产业必将得到更大发展。① 目前,国内健康管理的从业人数没有准确的数据,估计全国有 10 万人以上,但享受科学、专业的健康管理服务的人数只占总人数的百分之二,与美国 70% 的居民能够在健康管理公司或企业接受完善的服务相差甚远。随着人口老龄化进程的加快、寿命的延长以及慢性病的增加,人们对健康维护及改善的需求会日

---

① 张玉玲:《健康管理登陆中国》,载《光明日报》,2002 年 12 月 7 日。

益增加。建设一支健康管理专业队伍,对于改善和提高我国国民身体素质、全面建设小康社会有着重要意义。[①] 新兴的健康管理行业在我国将有非常广阔的发展前景。美国《财富》杂志在对中国消费品市场进行调查后得出的结论是中国健康产业比例在未来 5 年内将扩大 10 倍。据悉,随着国民经济的持续高速增长和国民收入的稳步提高,健康消费在国民消费中所占的比例越来越大。调查发现,推动社会进步的主流人群承载了更多的责任和压力,而他们的健康状况却不容乐观。主流人群也已经意识到了这种现状,可国内能够提供全方位健康资产管理的机构却少得可怜。因此,建立系统强大、服务专业、管理高效的健康资产管理机构,提高社会主流人群生命质量,不仅有社会意义,而且有巨大的发展空间。[②]

三、皖北卫生职业学院学生学习需求调查分析

"宽基础、活模块"课程模式中的职业分析,不那么强调可测量的行为目标、学生必备的先决条件和个别化学习。[③]但学习者的接受能力、认知结构和认知发展水平不仅决定着课程的起始点和课程的深度、广度、进度,而且对于实施课程的环境及其手段也产生一定影响。[④] 为了较为准确地了解学生自己对将来的学习期待,把握课程设置的"宽"度、"深"度,使设定的目标更贴近学生的学习需求,本研究于 2014 年 9 月—10 月对 50 名学生进行了调查。

① 《朝阳职业 健康管理师》,载《中国劳动保障报》,2005 年 12 月 10 日。

② 刘新宇:《健康管理 用全新理念提供健康解决方案》,载《医药产业资讯(医院·观察)》,2005 年第 2 期。

③ 蒋乃平:《"宽基础、活模块"课程结构研究》,载《中国职业技术教育》,2002 年第 3 期。

④ 李向东、卢双盈:《职业教与学新编》,北京:高等教育出版社,2005 年,第 180 页。

（一）对象与方法

调查对象的选取：选择三年制高职护理和康复两个专业，在入学分数分别为 300 分以上、200－300 分、200 分以下的 3 个层次的学生中分别随机选取 10 人作为研究对象。在这 30 人中，男 4 人、女 26 人，年龄为 17～21 岁，父母为农民的 22 人、为国家工作人员的 8 人。

调查方法：采用半开放型方式访谈，制订统一的访谈提纲，由受过培训的调查人员（项目组成员），对上述 30 人进行个别访谈，访谈的主要内容是学习动机、对自己学习结果的期待、职业发展的规划等。访谈在相对安静场所进行，访谈时间每人平均为 10－15 分钟。

访谈提纲：

1.您选择在卫生职业学院学习是出于什么样的考虑？

2.在这所学校里，您希望自己成为什么样的学生？您对自己成绩有什么样的期望？

3.您考虑过将来做什么吗？请谈谈您对自己将来职业生活的打算。

（二）结果与分析

整理访谈记录，将受访者主要想法归纳如下。

访谈提纲 1：您选择在卫生职业学院学习是出于什么样的考虑？

受访者回答大致为脱离农村生活，来卫生职业学院上学是为圆大学梦，以后有机会再继续深造；因为喜欢，护士是"白衣天使"；希望将来能够找到一份收入可观的职业，改善家庭贫穷的生活境况；是父母让我来学的，我来就是为了让父母高兴；一直学习不好，又无处可去，上学是打发时间，混个毕业证，说不定可以碰到我喜欢做的事情。

访谈提纲 2：在这所学校里，您希望自己成为什么样的学生？您对自己成绩有什么样的期望？

受访者想法有想取得优异成绩，参加考试继续深造；当然希望自己成绩好，多学知识，做个真正的"白衣天使"；多学点技能，有一技之长，好胜任将来的工作；成绩好当然好，要是没意思，估计我是学不好的；能拿到毕业证就行了，没想过自己能有什么好成绩。

访谈提纲 3：您考虑过将来做什么吗？请谈谈您对自己将来生活的打算。

受访者的意见可归纳为还不确定，我想在这方面做出点成绩，在我将来从事的职业上有所成就；做个好护士，让病人喜欢我、信任我；起码要做好我的工作；最好能做好工作，别被父母骂、被患者投诉；拿到毕业证再说，将来做什么从来没想过。

结果分析：由于目前受"普高热"和鄙薄职业教育观念的影响，职业学院的学生高考分数属于相对较低的档次，文化基础薄弱，学习方法、学习动力、学习习惯都较逊色；他们渴望改变现状，希望获得成功，成为有用的人，有较强的独立性，重视那些能够直接应用的知识技能；部分学生有继续升学深造的需求。

四、社区健康管理专业课程的教学分析

黄克孝教授对职业教育课程开发的教学分析曾做出如下论述：

行业分析提供的种种职业需求，有待与课程和教学挂钩，就是需要教学分析，即以行业分析为基础，将职业需求转化为课程内容和教学条件。教学分析由课程与教学设计人员、开发人员和教师代表组成。其工作着重于两个方面：一是课程内容分析，二是教学条件分析。

课程内容分析，即把行业分析提供的职业需求资料转化为课程设置纲要。其工作顺序如下：为行业分析得出专项能力和综合能力归类，按课程构造原理划分教学单元或模块，一般一

组专项能力组成一个单元或模块;将单元或模块内的知识、技能、工作态度按一定逻辑顺序排列组合;确定先决条件或入学水平;将单元或模块内容组合成预备课程(或文化课程)、基础课程和专业课程;确定这个体系中的核心课程或重点课程;倾听专家和各方意见,审议课程整体架构。

教学条件分析,即对课程设置的可行性进行审议,为课程实施提供现实的策略手段,主要从课程人员、学生水平和教学条件三个方面进行分析。课程人员包括决策、设计、实施三类人员,对课程人员进行培训是课程开发必要而又先导的一环,目的是为课程开发打好基础。分析的内容大致为课程人员个体的现状、经历,有关的思想观念、行为方式、长处和不足,课程人员总体的结构成分,群体的思想和行为特点等。其中课程实施者——教师的专业能力状况是分析的重点和关键。有关教学条件的分析,除课程的大纲、教材、教学参考资料等文字媒体外,实验实习场地、必需的工具设备等教学硬件,教学组织机构、管理系统等软件都属于教学条件。分析这些条件,首先要满足教学客观需要,对照现状提出建造和添置设备设施的预算计划,并明确各类软、硬件的规格或客观要求和使用的时间要求。[①]

为完善新专业课程的开发工作,尽可能减少疏漏,并使全体课程参与者理解本研究的意义,形成共同愿景,重视教师的参与,使教师更充分地发挥自主性和创造性,在整个课程决策过程中,社区健康管理专业建设研究项目组首先提出议案,多次组织召开社区健康管理专业课程开发的专题研讨会,就这一新设专业课程内容和教学条件进行仔细分析,反复论证,并邀请校内专家及各级教师进行访谈调查,了解课程参与者对此课程开发的意向、认识和建议。此项工作于 2013 年 4 月至 7 月

---

① 黄克孝:《职业和技术教育课程概论》,上海:华东师范大学出版社,2001年,第 32—33 页。

开展。

（一）对象与方法

调查对象：选择临床、护理、基础和人文四大学科中高年资、中年及青年教师共 10 人进行调查。他们的职称、教龄、年龄、任教科目有所相同，较具代表性，其基本情况见表 5-2。

表 5-2　受访教师基本情况表

受访人员	职称	学历	性别	年龄（岁）	教龄（年）	所在学科	任教科目
A 老师	高级讲师	本科	女	53	29	临床学科	传染病学
B 老师	高级讲师	本科	女	44	20	临床学科	儿科学
C 老师	高级讲师	本科	女	48	25	护理学科	内科护理
D 老师	高级讲师	本科	男	52	27	护理学科	外科护理
E 老师	讲师	硕士	男	32	7	基础学科	生理学
F 老师	高级讲师	本科	女	51	26	基础学科	解剖学
G 老师	高级讲师	本科	男	45	20	人文学科	化学
H 老师	讲师	硕士	女	30	5	人文学科	英语
I 老师	助理讲师	硕士	女	25	1	护理学科	基础护理
J 老师	助理讲师	硕士	男	27	3	人文学科	计算机

访谈设计：采用集体访谈的方式，邀请受访者围绕访谈议题展开讨论。由本研究项目负责人担任协调人，组织受访谈者，以"关于社区健康管理专业课程开发的想法"为主题，进行多次焦点团体式访谈，就此问题展开较为深入的探讨。正式访谈之前进行了预研究，使用了与正式访谈一致的访谈问题和抽样人群，参与者反应热烈，积极参加讨论，符合焦点团体访谈的要求。在确认焦点团体访谈的方法与研究内容相适合后，进行了三次正式访谈。访谈地点为学院会议室，座位排列呈"O"型，环境整洁、安静、舒适。访谈时注意参与者之间的平等关系，尽可能营造轻松、愉快的交谈氛围。访谈时间平均每次 50

分钟至 60 分钟,共三次。

访谈议题:

1.参与新专业课程开发的态度、对自己专业发展的期待;

2.对健康管理行业的认识;

3.社区健康管理专业课程教学内容的选择、教学条件的准备、具体实施过程和教学方法等。

(二)访谈结果与结论

三次集体访谈记录的主要内容摘录如下:

研究者:先用诚恳、坦率的态度介绍访谈的目的、研究的问题、研究的目的、处理结果的方式、志愿原则和保密原则,然后交代相应的规则,提出第一个议题,鼓励受访者表达自己的思想。

受访者 A 等:近年来,由于课时多、教师少,几乎每个老师都在超负荷工作,要想腾出时间参与新课程开发研究,比较困难。但是,教师的工作是富于创造性的,倘若一直这样只为了完成工作量,自身价值所在就不能够充分体现,自己的业务水平也不可能继续发展提高。所以,如果时间、精力允许,很希望能够参与到新课程开发的研究中来。

受访者 D 等:新专业课程开发对学校和教师本身的发展都是有益的,我们比较喜欢富有创造性和挑战性的工作,希望自己在新课程开发工作过程中,多多学习新知识,提高自己的业务水平和工作能力。

受访者 I 等:一个人带了好几个同样专业班级的同一样科目,上课有点像播放录音,感觉没有多少意思。学生的基础差,讲深了他们听不明白,讲多了他们接受不了,讲少了又觉得没尽心。希望通过新的课程开发研究来改变这种局面,找到感觉,改善教学状态,提高自己的教学能力,让自己获得一点成就感。

研究者对第一个议题讨论稍做总结后,导入第二个议题。

受访者表示,对健康管理行业有所了解,以社会发展的眼光看,这一行业必定前景很好,但由于它涵盖面广,又没有经验可以借鉴,如果把它作为专业课程进行开发,实施过程中可能会遇到很多具体问题。考虑学院实际的师资力量和教学实验设备,开设社区健康管理专业应该是有条件的。

对于第三个议题,受访者讨论更加热烈。大多数教师都认为,在操作过程中,具体教学科目的选择应该以获取执业证的考试内容为主线,结合学院本身的优势,针对学生的实际状况来取舍教学内容,并选择较为合适的教学方法,真正做到促进学生、教师和学校的发展。受访者具体发言内容摘录如下。

受访者:

开发社区健康管理专业课程选用"宽基础、活模块"课程模式比较适合。

培养目标的定位不仅要满足社区健康管理行业相关的职业群,比如健康管理师、营养师、心理咨询师等的职业要求,还要满足学生继续学习的需要。健康管理职业群中,大多是近年新兴的职业,考证之前都要参加相应的专业培训,更深入地学习有关知识,所以,教学内容的选择应更注重专业基础知识的学习和学生自主学习理念及能力的养成。

"宽基础"阶段学生关键能力的培养,要把注意力放在学生一般社会生活能力,比如交往、沟通、意志、品行等方面的培养上,培养学生坚强意志力和终身学习的决心与能力。教学内容的选择可以分为两个层次,一是满足学生毕业后直接就业的需要,二是要满足部分学生深造学习的需要。

"活模块"部分课程的选择,可以每个职业技能教育作为一个教学模块,供学生按照自己的发展需求选择感兴趣的职业模块来学习。各个模块中的教学内容可主要以获取职业资格证书的考试内容为主线,再依据学生的具体情况灵活选择。

参与新专业课程开发的人员应是富有上进心、敢于创新、业务能力过硬、有较丰富的教学经验、能为学生着想、以学生的学习为重的教师和管理者。学院应尽可能多地为这些课程人员提供学习和培训的机会,进一步加强师资队伍建设。学院目前的重点专业是护理,要适应一个新专业课程的教学工作,必须进一步提高教师的专业水平,特别是营养、运动医学、心理学等学科。

教学实施过程中,要注意有机安排学生选课的程序,尽可能做到"依学论教",选择使用合适的教学方法,并做好教学质量监控和评价工作,保证新专业课程的教学工作有序进行。

总结访谈资料,可以得出以下结论:

第一,教师对新的专业课程开发大都抱有积极的态度,热衷于富有挑战性的工作,认为在教学活动中不断地开拓思路,学习与本专业相关的新知识,将有利于个人知识水平和专业素质的提高,在新专业课程开发实施过程中获得成就感。

第二,卫生职业学院的教师,对专业发展大都比较敏感,认为社区健康管理将是卫生服务行业发展的趋势,对卫生职业教育来说,这一新兴行业将为毕业生的就业提供广阔的空间,也符合卫生职业学院人才培养的最终目标和学生的知识水平层次;在教学内容的选取上,多主张以获取职业资格证书为目的,以职业取证考试的内容为主线,以"必需、够用"为原则,还必须重视职业技能的要求,使得毕业生能够胜任自己的工作,并注重学生一般知识的积累和良好学习习惯的养成,为行业内的转岗、终身学习和社会生活做好准备;教学条件的准备应将师资建设放在首位,同时注重实验和实训基地的建设。在教学过程中,按照专业理论知识和技能训练的不同教学特点,以学生学会、领悟为目标,选择不同的教学方法,设计具体的教学方案,并加强授课教师之间的沟通,注重各门功课的衔接,避免内容的重复。

第三,受访谈者认为,目前学院的师资水平有待进一步提高,尤其是营养、运动和心理学等科目,在现有教师的知识层次上加强专业培训和自我学习,基本能够满足新专业课程的教学要求。依据健康管理师、营养师、心理咨询师、公共卫生执业医师(士)、临床执业医师(士)和执业护师(士)的职业资格证书考试内容来确定教学内容,并结合职业学院学生的特点适当选取,编写教材,注重教材内容的深度、广度要贴近学生的学习需求,突出本校的教学特点。新专业课程实施时,应注意加强管理,体现灵活性和规范性,尤其是在学生数量多、教师数量少的情况下,根据学生对"模块"的选择编排班级,合理排课,考虑教师的工作能力和工作量,把保证教育质量放在第一位。

总而言之,本文对社区健康管理专业的课程分析,即市场状况、行业要求与该校学生和教学的实际情况四个方面的调查分析结果,以及"宽基础、活模块"课程模式的相关理论,为制订本专业的课程目标和进一步的课程设计、实施和评价的构想提供了依据。

第五节　社区健康管理专业课程目标

课程目标是一定学段的学校课程力图最终达到的标准。详言之,课程目标是一定教育阶段的学校课程力图促进这一阶段学生基本素质在其主动发展中最终可能达到国家所期望的水准。课程目标本质在于促进受教育者的发展。"集群式模块课程"以综合职业能力的形成为课程目标的核心,并以此带动全面素质的提高。综合职业能力可以分为基本、较高两个层次:基本层次的职业能力是针对一种职业的能力,是劳动者生存与立足于社会必备的基本能力,亦称从业能力;较高层次的职业能力是跨职业的能力,是劳动者谋求发展所需要的高层次能力,亦称关键能力。综合职业能力是从业能力、关键能力的总合,由专业能力、方法能力和社会能力三种要素组成。[①]

---

① 蒋乃平:《课程目标与综合职业能力——对"宽基础、活模块"的再思考之一》,载《教育与职业》,1999 年第 1 期。

由上文的访谈调查结果可归纳出,在社区健康管理职业活动中,需要完成的工作项目有收集服务对象的个人健康信息、健康评价或疾病预测和健康改善三大步骤,这三个组成部分可以通过互联网的服务平台及相应的用户端计算机系统来帮助实施。基于这三大工作项目和学生的具体情况,将社区健康管理专业课程开发的总体目标设定为培养适应市场需求的卫生服务工作者;维护糖尿病、高血压等慢性病患者及高危人群的健康,减少家庭、政府和社会的经济负荷;促进健康管理新理念及"社会—心理—生物"医学模式的形成。就从业者应具备的综合职业能力作如表 5-3 的分析,作为社区健康管理专业课程"宽基础"(关键能力)和"活模块"(从业能力)的教育目标。

表 5-3　健康管理专业课程综合职业能力的两个层次和三种要素的分析

	专业能力	方法能力	社会能力
基本能力、一种职业 从业能力	能够掌握医学基础知识及临床、护理、预防医学基本知识,营养、运动等基本保健常识,常见心理疾病的咨询技能等。能独立完成利用计算机信息技术搜集健康检测信息、健康状况评估、慢病及其并发症的防治、预防保健、营养膳食、心理咨询等工作。	能够运用所学知识,针对某一个或一群服务对象,通过计算机完成健康检测、评估和健康维护的常规工作。	具有健全的心理状态和健康的体魄、良好的沟通能力,具有亲和力和良好的职业道德,具有伦理意识、法律意识、医疗安全意识,以及评判性思维能力和社会适应能力。
较高层次、任何职业 关键能力	以掌握法律、经济、自然等常规知识、良好的表达和理解能力、较强的适应能力和创新精神为基础,具有计算机信息技术基本操作技能和一定的英语应用能力,具有初步获取相关专业领域新理念、新知识、新技术、新方法的能力。	能够较全面地分析问题和独立解决问题,具有良好的信息接受能力,并能灵活运用迁移处理新的问题。	有计划组织能力,自信心强,能妥善处理好竞争与合作的关系,具有积极、主动、灵活、宽容等良好品质,协调能力较强,具有一定的心理压力承受能力。

第六节　社区健康管理专业课程设计

一、"宽基础"阶段板块课程科目选择

"宽基础"着眼于学生的发展"后劲",注重奠定继续学习和在一群相关职业内转岗的基础,强调通用技能的训练,[1]由政治文化类、工具类、公关类和职业群专业类四大板块组成(见图2-1)。根据上文所述的课程总体目标和综合能力目标,参考2007年卫生部颁布的《全国中等卫生职业教育教学计划和教学大纲汇编》中的相关要求,选择语文、数学、化学、政治、体育作为政治文化类板块的教学科目,选择计算机、英语作为工具类板块的科目,选择医学伦理、礼仪、人际沟通、心理学和就业与创业指导作为公关类板块科目,选择解剖学、生理学、生物化学、病理学、药理学、保险、营销、管理作为职业群专业类板块的科目。为满足就业或升学两类学生的不同需要,将这些科目又分为基础和提高两大模块。基础模块是就业及相关职业内转岗所必需的必修课,有语文、数学、政治、体育、计算机、英语、伦理、礼仪、心理学、就业与创业指导、正常人体学(解剖学、生理学、生物化学的大综合科目)、药理学、保险和营销等;提高模块是针对有升学深造需求的部分学生的选修课,有语文、数学、英语、解剖学、生理学和病理学,其中语文、数学、英语的深度也相应加大。本阶段的详细课程设置情况见"附录一"。

二、"活模块"阶段模块课程科目选择

"活模块"中的每一个"大模块"是针对一个职业的定向教育,使受教育者具有从事一个职业的必备学识、技术和能力的

---

[1]　蒋乃平:《"宽基础"及其板块设计——对〈集群式模块课程〉的再思考之二》,载《教育与职业》,1999年第2期。

内容。"活模块"阶段的设计思想遵循四个要点：一是根据职业资格确定教学内容；二是通过多取证提高毕业生的就业竞争力；三是"活模块"阶段的关键在于"活"，表现为"大模块"数量的"活"、"小模块"种类的"活"、模块内容的"活"，学校选择的"活"、学生选择的"活"、时间安排的"活"、考核要求的"活"；四是课程方案的表现形式体现课程模式的特点，除了继承基础课、专业基础课、专业课（实习课）的"三段式"课程模式的主要表现形式外，还应体现本模式的特点，即以培养重点为依据的分段、"宽基础"的板块组合、"活模块"阶段的"活"。①

"大模块"的教学内容实质上是在"宽基础"的基础上，根据职业资格标准进行的强化训练，以"取证"为具体目标，以技能为教学主线，以"必需、够用"为原则。对于那些目前还没有国家标准的职业，则以行业标准或用人单位的具体要求，作为"大模块"的教学内容。② 以上述理论为根本，以访谈调查结果为依据，通过笔者在北京耀华康业科技发展有限公司历时两个月（2006 年 5 月至 7 月）的社会实践活动，总结出与社区健康管理工作相关的专业技术资格有健康管理师、临床执业医师（士）、公共卫生执业医师（士）、临床执业护师（士）、营养师和心理咨询师等。故将社区健康管理专业课程"活模块"阶段的"大模块"设定为与上述"六证"取证考试相关的科目，具体为健康管理师取证模块、临床医师（士）取证模块、公共卫生执业医师（士）取证模块、临床执业护师（士）取证模块、营养师取证模块和心理咨询师取证模块。每一"大模块"中的专项能力即为"小模块"的教学内容，详见"附录二"。每个模块设定不同的教学时间和

---

① 蒋乃平：《"活模块"阶段的板块设计——对〈集群式板块课程〉的再思考之三》，载《职业与教育》，1999 年第 3 期。

② 蒋乃平：《"活模块"阶段的板块设计——对〈集群式板块课程〉的再思考之三》，载《职业与教育》，1999 年第 3 期。

考核标准,学生在学习过程中可以根据自己的"取证"和发展方向的需求,自由选择学习任一个或几个"大模块"的内容学习,体现"宽基础、活模块"课程模式的灵活性。

三、总体课程设计

卫生职业学院的教育目标是培养社会需求的卫生专业技术人才。针对这一目标,在皖北卫生职业学院三年制大专学历教育中开设"社区健康管理"专业课程设想的大致过程如下:由专业建设项目研究组和学院医学教育研究机构通过文献检索和市场调研,确定大致的课程方向,提出议案,做出专业课程开设的论证报告;报告通过教职员工和学生代表的商讨、补充和更正;邀请课程专家、行业领导、教师、学生和服务人群代表商讨课程中具体科目的开设、科目开设的时间顺序、教学时数等;制订严密的授课计划;实施教学;课程评价;向上级专业设置机构报批。确定课程中的具体科目之后,本着"够用、实用、简洁、可发展"的原则,组织教材编写专门小组,全员参与,明确分工;横纵协调,确定框架;分头编写,汇集成册。整个教材编写的过程既是专业课程教师再创造的过程,也是一个学习新的健康理念及新的疾病防治方法和技术的过程。由专业建设项目研究组和学院医学教育研究机构牵头,在有关专家的引领和指导下,确定课程中各门科目及各科的授课内容和教学计划;组织各专业科目教师,细致分工,并定期组织各科老师共同讨论,避免内容的交叉,保持专业内容的连续性;最后汇总,并由项目组联合教务部门制订具体的授课计划,组织实施。

总结上文课程目标、"宽基础"及"活模块"阶段的科目选择,参照 2007 年 5 月由卫生职业教育教学指导委员会编写、人民卫生出版社出版的《全国中等卫生职业教育教学计划和教学大纲汇编》,以及中国协和医科大学和人民军医出版社出版的

《健康管理师考试培训》教材中的相关内容,社区健康管理专业课程的详细设置列表如"附录一"和"附录二"。

三年制大专学历教育学制 3 年,共计 172 周,第 1—4 学期各为 26 周,其中入学教育或教学见习 1 周,复习、考试 1 周,寒、暑假 5 周;第 5—6 学期共为 68 周,其中毕业实习 60 周,长假 3 周,毕业复习、考试 3 周,就业前教育 2 周。每个教学周为 5 天,每天教学时数为 7 学时,每学时 40 分钟。每门课程的理论课与实验课比例为 2∶1 至 3∶1。

为了体现本课程模式的灵活性,更好地适应市场对人才需求的变化,对本专业课程设置做出以下设想:"宽基础"阶段的课程要求每位学生必须学习,"活模块"阶段的课程要求学生可以根据自己将来的就业或考证需求选择任一类或多类学习;对于那些基础较差,只需要获得专科毕业证书的学生,"宽基础"部分的解剖学、生理学和生物化学可以综合为正常人体学,"活模块"部分的"临床执业护师(士)取证模块"中的内科学、外科学、妇产科学和儿科学可以综合为临床综合。实行学分制考核,学校可根据市场的变化,对每届学生提出必修和选修的要求,必修又分为主修和辅修两类;"宽基础"与"活模块"两大阶段的课程在时间安排上既可以分段又可以交叉;同一学年推出的"大模块"既可以全部安排在课表中,也可以课内课外相结合,还可以校内校外相结合。社区健康管理专业教学方案见表 5-4。

表 5-4　社区健康管理专业教学方案

课程安排 ＼ 职业方向	健康管理师方向	临床执业医师(士)方向	公共卫生医师(士)方向	临床执业护师(士)方向	营养师方向	心理咨询师方向
专业方向课程	预防医学、营养学、环境学、运动学、康复医学、运用管理学、健康管理师资格考试应试指南。	内科学、外科学、妇产科学、儿科学、传染病学、神经病学、精神病学、临床执业医师(士)资格考试应试指南。	卫生统计学、流行病学、中医学、环境卫生学、劳动卫生与职业病学、营养与食品卫生学、临床执业公共卫生医师(士)资格考试应试指南。	基础护理学、内科护理学、外科护理学、妇产科护理学、儿科护理学、健康评估、急救护理技术、社区护理、临床执业护师(士)资格考试应试指南。	基础营养学、食物营养与食品卫生、人群营养学、公共营养学、营养缺乏与营养过量、疾病营养学、营养强化与保健食品、食品加工与烹饪、营养师资格考试应试指南。	基础心理学、社会心理学、发展心理学、变态心理学与健康心理学、心理测量学、咨询心理学、职业道德与法律法规、心理疾病诊断技术、心理咨询技能、心理测验技能、心理咨询师资格考试应试指南。
专业核心课程	人体解剖学、生理学、生物化学、病理学、药理学、保险常识、营销学、管理学、中医学基础、营养学基础、健康管理学概论、预防医学、临床医学概论、营养与膳食等。					
公共基础课程	政治文化类：政治、体育、语文、数学、化学。 工具类：计算机、英语。 公关类：医学伦理学、礼仪、人际关系、心理学基础、就业与创业指导。					

第七节　社区健康管理专业建设人才培养方案

一、专业名称与专业代码

社区健康管理 650313。

二、招生对象

高中毕业生、中专（职）毕业生。

三、修业年限

全日制三年。

四、主要面向岗位（职业群）

社区卫生服务中心、医疗服务机构、健康体检中心、健康管理公司、营养咨询公司、心理咨询机构、养生会所、养老院、企事业单位保健机构等。

五、人才培养目标

本专业培养具备现代健康理念，具备现代管理理论、技术与方法等方面的知识以及应用这些知识的能力，符合康复、预防、心理咨询、营养及运动保健等多个职业的卫生服务类职业群的职业要求，具有终身学习的能力，掌握健康服务技能的社区居民健康管理服务的实用型专业技术人才。

六、人才培养规格

（一）知识结构

1. 掌握毛泽东思想、邓小平理论、"三个代表"重要思想及科学发展观的基本原理；

2. 英语词汇达到 4000 个左右个，掌握基本语法，能进行阅读与表达；

3. 掌握 WINDOWS 操作系统的使用方法以及计算机基础知识；

4. 了解健康管理及疾病预防等相关基本知识；

5. 熟悉采集和管理个人或群体健康信息的内容及方法；

6.具有初步评估个人或群体的健康和疾病危险性的能力;

7.掌握系统地进行个人或群体的健康咨询与指导的基本理论知识和技术;

8.掌握制订个人或群体的健康促进计划,并进行健康维护的基本知识;

9.掌握对个人或群体进行健康教育和推广的方法;

10.具备一定的口头阐述及文字表达能力;

11.具有本专业必需的文化基础知识。

(二)能力结构

1.专业能力。学会应用健康管理的基本知识和原理解决人们遇到的健康问题。具有采集和管理个人或群体的健康信息的能力;评估个人或群体的健康和疾病危险性的能力;进行个人或群体的健康咨询与指导的能力;能制订个人或群体的健康促进计划,并进行健康维护;对个人或群体进行健康教育和推广;具备初步的健康管理技术的研究与开发能力;能进行健康管理技术应用的成效评估等。

2.方法能力。具有一定的应用文写作的能力;具有英语听说读写能力,通过全国高等学校英语应用能力考试;具有计算机应用的能力及信息的获取、分析与处理的能力,通过 NIT 考试。

3.社会能力。能承担相当的工作压力,具备独立完成工作的能力;具有灵活运用专业知识解决实际问题的能力;具有对工作总结评估的能力;具有良好的个人形象,优秀的交际能力,较强的语言逻辑能力,优秀的决策力、解决复杂问题的能力以及良好的客户沟通能力和团队协作能力。

(三)素质结构

1.政治素质。热爱祖国,拥护中国共产党的领导,坚持四项基本原则,政治热情高,自觉维护国家利益与社会利益。掌握马列主义、毛泽东思想、邓小平理论、"三个代表"重要思想和科学发展观,理论联系实际,实事求是,在实践中坚持正确的思想、观点和方法论;树立正确的社会主义荣辱观,具有强烈的社会责任感;热爱祖国,遵纪守法,明礼诚信,助人为乐,积极运用所学知识服务祖国、服务社会,不断提高和完善自己。

2.职业素质。爱岗敬业,遵纪守法,团结协作;品行端正,积极上进,吃苦耐劳;树立服务质量第一的思想,具有良好的职业道德;具有独立的工作能力和积极主动的工作态度;具有较强的业务素质与不断进行创新的精神。

3.身心素质。具有健康的体魄、美好的心灵、良好的生活习惯和健康的审美观;具有较强的心理素质,勇于克服困难;善于沟通,社会适应性强。

七、培养模式

1. 指导思想:以就业为导向、以能力为本位、以岗位为依据,密切校企合作,职业能力与职业素质并重,实施"工学交替,校内仿真,校外顶岗"的人才培养模式。

2.模式描述:"工学交替,校内仿真,校外顶岗"的人才培养模式是高职高专产学结合的重要载体,通过与社区服务中心等企事业单位、健康管理服务机构、保险机构、疗养院、养老服务机构的深度合作,以健康管理师等具体服务与管理岗位的工作过程为导向,本着"将来干什么,现在学什么"、"上岗缺什么,现在学什么"的原则,全程实行工学交融。三年教学以能力的培养为主线,对理论知识、操作技能作有条理、有步骤的培养。第一学年安排学生进行认知实习,了解和体验岗位工作流程,培养学生专业基础知识和良好的职业情感与职业态度。第二学年实践教学时间内注重学生校内专业课程的学习与企业实际工作的一致性,同时培养学生全面统筹规划、沟通合作理念和能力,以及学生良好的职业道德、自我调节能力的培养。第三学年主要安排学生到企业进行为期半年以上的顶岗(毕业)实习,提高学生认识问题、分析问题、解决问题的能力,培养学生良好的职业道德、科学创新精神和熟练的专业技能。

八、专业课程设置与课程体系

(一)课程设置思路

以"岗位(群)—工作过程—岗位能力分析—核心能力分析—学习过程设计—核心课程—支撑课程及其他辅助课程"的建设思路,开发适应专业培养目标、符合岗位核心能力要求的课程体系。

1.遴选岗位典型工作任务

针对本专业人才培养服务的岗位群,通过与企业一线技术人员进行深度访谈,了解岗位的工作任务、工作过程与工作内容。与合作企业一线技术人员及教育专家共同分析工作过程与工作任务,分析、归纳出典型工作任务,再经过专业建设指导委员会专家研讨,确定岗位典型工作任务,并将岗位群共同具有的一些典型的工作任务提炼出来,作为岗位群共有的学习任务。

2.基于职业分析构建课程体系

在分析岗位群典型工作任务的基础上,分析完成岗位典型工作任务所需要的能力,将培养该能力所需的知识、技能、素质,归纳转换为学习领域,构建基于职业分析的课程体系。由专业核心能力逆向反求所得的学习领域课程即为专业核心课程,分别为中医学基础、营养学基础、健康管理学概论、预防医学、临床医学概论、营养与膳食等课程。

3.基于工作过程重构课程内容

课程内容的选择和重构要从专业的整个课程结构体系考虑,从实现高职人才培养目标着眼,从培养人才所需知识、能力、素质出发,把培养职业能力作为主线,并贯穿始终。在课程内容的选择和重构上,遵循以下原则。

课程内容的选择:①以岗位能力的培养为目标,分析该岗位所应具有的知识和技能,选择相应的课程内容。选择课程内容时,应尽可能地直接明确具体的知识点、技能点等要求,打破传统学科课程及其体系的束缚。②依据行业组织制订的职业能力标准和国家统一的职业资格证书制度,根据产业需求、就业市场信息和岗位技能要求确定专业课程的具体内容,将课程内容与职业技能进行有效衔接。③课程内容尽可能及时反映科学技术的最新发展,如新技术、新材料、新工艺、新设备、新标准等,要注意吸收在实际工作中起关键作用的经验和技巧。④注重人文与专业技术的结合,将通识教育内容渗透到专业教育,培养学生的综合素质,满足行业多岗位转换甚至岗位工作内涵变化、发展所需的知识和能力,更好地实现就业并能适应岗位的迁移。

课程内容的重构:基于服务流程以项目为导向重构课程内容。具体做法是选择实际服务项目(如糖尿病患者饮食与运动管理)作为项目或任务载体,用几个项目或任务载体囊括整个课程内容,然后将与项目相关的知识与技能融汇在项目中。每个项目按照资信(信息收集)、计划(计划安排)、决策(分析决策)、实施(项目实施)、检查(项目检查)、评估(评价改进)六步进行设计,采用项目教学法或任务教学法开展课程的一体化教学。

4.校企合作制订学习领域课程标准

确定学习领域课程以后,首先根据对应行业领域所能完成的工作任务、所应具备的职业能力,通过校企合作专业建设指导委员会研讨制订课程标准。

(二)课程体系描述(含实践教学体系)

第一学年以理论学习为主,技能教学为辅;第二学年主要以技能训练为主,突出职业群的不同技能训练,同时对第一学年和第二学年的理论性知识进行实践和扩充;第三学年主要为岗前培训和顶岗(毕业)实习。其中基本技能训练贯穿三年,职业素质教育贯穿三年。

九、操行与拓展环节(活动)安排

根据我校近年推行学分教育的总体要求,结合学生的实际特点,以第一学期作为适应过渡阶段。在整个三年的教学过程中,注重学生身体素质、心理素质、思想道德素质、文史哲法素质、艺术审美素质和通用职业素质的基础能力的培养,努力把学生塑造成适应生产、建设、管理、服务第一线需要的,具有健康的体魄、健全的心理、良好的公民意识和人文精神、较强的职业能力和较高的职业品质的高素质技术技能型人才,同时重视职业素质的培养。

在课外设立以下具有专业特色的素质教育活动。

1.健康管理咨询服务大赛。在每学年第一学期分年级开展健康管理咨询服务技能大赛,目的为促进学生技能的提高和对理论知识的进一步实践,邀请社区服务中心、健康管理服务机构、保险机构、疗养院、养老服务机构等企业行业的专家和本校教师做评委,对学生进行点评。

2.社区营养咨询服务。每学期开展进社区、健康咨询服务,组织学生(各学年搭配)进社区、养老院等为居民进行健康咨询服务,一是要和社区建立长期合作的关系,二是通过专业协会组织更多青年志愿者参与社区服务。

3.专业协会。学生组织专业协会,分方向进行自主学习。

十、教学进程和教学分配

1. 教学进程表,见表5-5。

表5-5 社区健康管理专业教学进程表

年级	学期	教学周数 1-26
第一学年	1	▲▲▲□□□□□□□□□□□□□□□□□□ □□□ ∝※
	2	□□□□□□□□□□□□□□□□□□□≡□□□□≡∝※
第二学年	3	□□□□□□□□□□□□□□□□□□□□□□ □□ ∝※
	4	□□□□□□□□□□□□□□□□□□□≡□□□□≡∝※
第三学年	5	▲▲○○○○○○○○※○○○○○○○○☆☆☆☆◎
	6	☆☆☆☆☆☆☆☆☆☆◎☆☆☆☆☆☆☆☆☆☆☆~~Ⅴ

符号说明:▲军训(含入学教育)、就业前教育;□理论教学;※复习、考试;○顶岗实习;☆毕业实习;◎长假;Ⅴ毕业鉴定与教育;~毕业实习答辩;▬社会实践;∝机动课时。

2. 教学周计划分配表,见表5-6。

表5-6 社区健康管理专业教学周计划分配表

学期	总周数	考试	课堂教学	校内实训	入学教育(军训)、就业前教育	公益劳动	毕业教育	校外实习	顶岗实习	毕业实习	寒暑假	备注
一	26	1	19		1						5	
二	26	1	19								5	社会实践1周
三	26	1	19								5	社会实践1周
四	26	1	19								5	社会实践1周
五	18	1			2				14		1	
六	50	2								46	2	
合计	172	7	76		3				14	46	23	3

十一、教学团队建设

1. 任职资格要求

本科以上学历,能胜任社区健康管理专业教学课程需要,已经取得高校教师资格证,特别是具有"双师"能力的教师。身体健康,有责任心,为人师表,且能对健康与管理行业最新动态有敏锐的观察力,对行业发展趋势有较清晰的认识。

2.教学团队建设

目前社区健康管理专业是一个培养复合型人才的专业,因而对"双师"教师的要求较高。初步拟定社区健康管理专业教师主要由本专业教师与本学院相近专业教师和学院附属医院医生、外聘健康管理行业专家组成教学团队,共同完成专业教学任务。这个教师团队要求能把社区健康管理专业所需的各种知识和能力,按照职业岗位组织起来,形成"双师型"结构,能够较为透彻地理解本专业的基础课和专业课的课程体系,熟练组织教学。

3.教师业务模块化

教师根据自身知识和能力结构,按方向选择对应的模块,通过深入企业挂职锻炼和学习,掌握对应模块的专业技能和知识,并具备带领学生完成具体项目的能力。

4.专业带头人

专业带头人必须是具备专业知识和技能的教师,具有副高级技术职称,能够指导青年教师进行全面教学工作,能够系统地组织各个教师进行专业协作,形成集成效应。另外,必须结合自己的学科知识,结合专业岗位的要求进行知识和技能的再造,形成符合职业岗位要求的知识和能力结构。

第八节 社区健康管理专业课程实施构想

课程的实施即将选择并组织好的内容付诸实践,是课程建设与开发中的重要一环。课程实施不仅要求教师注重新的教学方法与教学手段的采用,而且对职业学院的师资与设施以及企事业单位所提供的实训条件也提出了较高要求。① 基于此，本研究将本着深入调研、调动全员、革新观念、纪律约束、及时调整等原则，保证社区健康管理专业课程在皖北卫生职业学院的有效实施，具体构想如下。

一、采用"上—下"和"下—上"策略相结合的课程实施方式

马修·迈尔斯和凯琳·路易斯认为，在成功地实施课程变革并提高了课程质量的学校中，全体教职员对建设一个理想中的好学校充满了热情。② 当教师们投入新的课程工作中时，他们对课程便充满了热情。在皖北卫生职业学院进行社区健康管理专业建设与课程开发研究，首先，课程开发者对本研究做出可行性论证，使学院的课程领导者认识到本研究对学院走特色之路所具有的重大意义，并确信本工作将会使学院获益，做好动员工作，使全体课程参与者理解本课程，形成共同愿景。

在整个课程决策过程中，重视师生参与，营造有利于教师发挥创造性的氛围，充分体现师生的自主性和创造性，突出学院特色。要增强教师在课堂教学过程中积极主动地对课程进行修正和调试的意识和能力，这是衡量课程实施取得效果的一个最重要的方面。同时，着眼于学生的兴趣、需要和特长，关注学生的个性发展，这有利于学生利用已有的知识和经验，主动探索知识的发生与发展；在调动领导、教师、学生积极性的同时，寻求政府、教育主管部门、家长、社区、社会团体、新闻媒体等各种公共关系的物力和非物力支持。采用这种策略可使课

---

① 刘春生、徐长发：《职业教育学》，北京：教育科学出版社，2002年，第143页。

② ［美］艾伦·C.奥恩斯坦、弗朗西斯·P.汉金斯著，柯森、钟启泉译：《课程：基础、原理和问题》（第三版），南京：江苏教育出版社，2002年，第51页。

程的开发管理获得社会广泛的关注和支持。

二、严密组织课程实施的管理体系

课程的实施必然涉及多部门和人员。在课程实施中,将相关的部门和个人组织起来,形成一个有机的组织管理体系:毕业生就业服务中心及市场调研部门及时反馈市场需求;教育研究机构与毕业生就业服务中心及市场调研部门合作,调动教师、学生和社会相关人士的积极性,共同完成专业课程开发工作,并由教育研究机构组织并编写课程文件;教务主管部门按计划监督课程的具体实施过程并及时反馈教师、学生及公众的意见和建议;教育研究机构按各种反馈意见和专家学者的指导及时调整教学计划和教学大纲。整个体系以项目组及教育研究机构为枢纽,共享信息,相互支持,重视管理者、教师、学生、家长、社会公众之间的交流与合作,尽可能保证每一个参与者地位的平等。

三、树立教育教学新观念,强化合作和服务意识

在课程实施的过程中,教师作为每个科目教学的具体操作者,应具备师生之间、教师与教师、教师与家长、教师与社会之间的合作意识和终身学习的理念,唯有如此,才能使学院产生活力并具有凝聚力。新课程强调"人格本位"的教育观,注重学生健康人格的培养,使学生学会生存、学会认知、学会共同生活和学会做事。教师应创设生动有趣的学习情境,给学生提供主动参与学习的时间和空间;创造性地使用教材,可以重组、改变教材呈现顺序,挖掘教材中的情感因素和智力因素;根据学情调整教学方式和方法,特别应注意问题情境的创设,将静态的知识转化为动态的问题探究。在课程实施过程中真正为学生构建起一个自主、体验、探究、合作、交往的学习平台。这是在本专业课程实施过程中要努力去做的。

管理就是服务的理念越来越为现代的管理者所接受,以人为本的管理,必须强化服务意识。作为课程管理者的学院领导、新课程的开发者、新课程具体实施的教师,应认识到课程实施的复杂性,懂得如何在人、财、物等各方面进行调整和改革,立足学校实际,广泛开发和利用课程实施的各种条件,丰富环境文化,发挥育人功效,分享科研成果,协调合作,提高工作效率,以适应新课程的需要。

第九节　社区健康管理专业课程评价设想

一、课程评价的含义

要准确无误地界定"课程评价"的概念是困难的,因为许多学者先后提出了不同的定义。王斌华将"课程评价"的含义概括为,根据一定的课程评价观所进行的对学生学业的评价与课程本身的价值、学生学业评价与测量、课程的终结性评价与形成性评价等。[①] 评价分为内部评价与外部评价两种,内部评价是指学校对课程制订过程、课程实施过程、课程目标达成程度、课程体系的完整性进行评价;外部评价是指由校外机构根据学校所培养出来的人才规格对课程进行评价,评价机构既可以是政府部门,也可以是用人单位或社会中介机构。[②] 课程模式并不是具体的专业教学计划,而是为课程方案制订者提供开发的框架、思路和方法,体现了特定的教育思想,是课程设计者可以照着做的标准样式。[③] 综合上述提法,鉴于本研究的主要工作是社区健康管理专业课程在卫生类职业学校的开发方案设计,

---

① 王斌华:《校本课程论》,上海:上海教育出版社,2000 年,第 233－238 页。
② 刘春生、徐长发:《职业教育学》,北京:教育科学出版社,2002 年,第 144 页。
③ 蒋乃平:《课程模式和课程方案评价的作用和标准——对"宽基础、活模块"的再思考之十一》,载《教育与职业》,1999 年第 11 期。

还没有具体实施，因而，此处的课程评价设想主要是本课程的实效性评价，即对学生学习结果的考核评价方式，也就是对监控教育质量标准的设想。

二、课程评价原则

以质量求生存是职业教育的生命线。本研究对教育质量的监控主要坚持以下两个原则：质量标准必须重视"两个衔接"，以"两套标准"来适应职业教育生源特点，注重用"两类考核"来落实"两类证书"。

三、"两个衔接"与"两类考核"评价模式

职业学院的质量标准必须符合社会经济的现实需要和发展趋势的需要，"两个衔接"是指课程质量标准应该与从业资格标准衔接，与继续学习入口标准衔接；"两套标准"是指将质量标准分为基本标准和较高标准两种，其指导思想是不仅要把"两个衔接"化解为符合教育规律、便于操作和管理的标准，而且要符合职业学校专业多样、生源水平参差不齐的特点，使绝大多数学生都能获得成功的心理满足。[①] 将标准分为面对全体学生的基本标准和适用于部分学有余力学生的较高标准，不是从学科出发，而是从学生出发，"限低不限高"，即对基本标准予以限定，对较高标准予以开放，鼓励学生用更高的标准激励自己。本课程模式的两个阶段均由相对独立灵活组合的板块和模块组成，方便及时修正和补充而不影响别的板块和模块的内容，有较强的可操作性。

"两类考核"是指教育内部考核和社会职业资格考核。根据质量标准来强化考核，是从受教育者行为改变的结果来评价教学效果、调整教学内容、改进教学方法、加强教学管理的必要

---

① 蒋乃平：《没有标准就没有质量——对"宽基础、活模块"〈集群式模块课程〉的再思考之四》，载《教育与职业》，1999 年第 4 期。

手段。职业教育的考核不是选拔考试,而是合格考试,与应试教育的考试有本质区别。[①] 学生需要取得的"两类证书"是指学历证书和从业资格证书。

根据"宽基础、活模块"模式课程评价标准的相关理论和社区健康管理专业课程的特点,把本课程质量标准体系描述如图 5-1 所示。

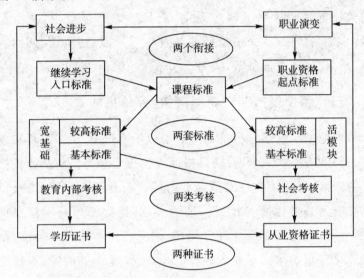

图 5-1 健康管理专业课程教育质量评价体系结构

图 5-1 中所示的课程标准,在本研究中试用基础和较高两套标准,具体见表 5-7。

---

① 蒋乃平:《课程模式和课程方案评价的作用和标准——对"宽基础、活模块"的再思考之十一》,载《教育与职业》,1999 年第 11 期。

表 5-7　健康管理专业课程评价标准

	宽基础	活模块
基本标准	非学历教育继续学习的基础(教育与行政部门制订):具有良好的职业道德、伦理意识、法律意识、安全意识、评判性思维能力、社会适应能力、健全的体魄等 较窄范围内转岗的基础:健康管理、营养调配、运动保健、疾病预防、临床医学及护理等	在与"健康管理"相关的六类[健康管理师、临床医师(士)、公共卫生执业医师(士)、临床执业护师(士)、营养师和心理咨询师]从业资格中,达到一个职业的从业标准
较高标准	学历教育继续学习的基础(扫除部分障碍):医学、护理、心理等医学基础知识 较宽范围内转岗的基础:常见病病理指标的检测、预防保健、临床护理、临床医学、医疗信息管理、膳食营养、心理咨询等	在与"健康管理"相关的六类[健康管理师、临床医师(士)、公共卫生执业医师(士)、临床执业护师(士)、营养师和心理咨询师]从业资格中,达到两个或两个以上的从业标准,其中有的达到较高等级

第六章　结语

专业建设和课程开发是职业院校发展的必由之路,关系到地域、学院、教师、学生、周围社会环境、市场需求等一系列因素,不可能有固定的框架可以照抄,要做好这项工作,使之在学院发展中真正起到应有的作用,只能不断努力、钻研。在皖北卫生职业学院进行社区健康管理专业建设尚处于探索阶段,难免有很多不足,需要进一步学习和更深入的探讨。

第一节　总结概述

社区健康管理专业课程开发研究的宗旨是适应社会发展和人才市场变迁的需求,培养有发展后劲、以医学基础知识为根本、适应卫生行业较宽范围内转岗的服务人才,是"宽基础、活模块"这一新型职业教育课程模式在卫生职业教育中的极有价值的尝试。

本研究采用"宽基础、活模块"课程开发模式,提高毕业生的就业适应能力,获得在一类职业群中较为广泛的范围内就业的可能性。"活模块"阶段设置的六类针对资格考试的科目,可以简化再培训的过程;学生在就业前得到针对性较强的培训,使学生就业更为顺利。"宽基础"形式的教育,有利于学生把握就业市场的主动权;有利于职业教育与继续教育及升学教育的沟通;为用人单位全方位介入办学提供方便;有利于地方职教整体优势的形成,便于管理。本专业课程开发过程强调关注学生的个性特征,具有前瞻性和可持续发展性,突显学校的办学特色,培养合格的社区健康管理人才,使社区健康管理服务能够有效开展,可以节约个人、政府的医疗开支,达到个人、学院、政府多赢的效果,具有广阔的发展前景。

第二节 需要继续探索和解决的问题

目前,在安徽省的卫生职业学院中,将社区健康管理作为专业课程开发没有现成的经验,还存在许多问题有待更深入地探讨。例如:

该课程体系中,各科目教学内容及其深度、广度的选择不易把握,还需要在实施后依据教、学以及社会用人单位需求等多方面的情况进一步筛选和调整。

教师时间和精力的保证是新专业课程实施过程中的突出问题。该院校教师的人均授课量为每周 16 学时(每学时 40 分钟)左右,实施新专业课程需要教师在专业教材的编写、授课、与公众的沟通等方面投入一定的时间和精力。在较为沉重的工作压力下,保证新课程的高效实施,还需要学院各方面的大力支持,健全管理制度,将相关人员从工作重压下解放出来。

另外,心理咨询是一个相对隐秘的工作过程,一般不允许除了求助者和咨询师以外的第三者在场,这就使心理咨询技术的实习成为一个棘手的问题,学院必须与心理咨询实训基地的有关人员协调,共同商定出一套较为妥善的实习方案,方可解决。

再有,学生获得毕业证书后,还需要取得健康管理师、临床医师(士)、公共卫生执业医师(士)、临床执业护师(士)、营养师和心理咨询师等执业证书,其中临床执业护师(士)可以在取得大专毕业证后直接报考;而临床执业医师(士)证书、公共卫生执业医师(士)证书的考试在安徽省仍然限制较大,职业学院对医学专业的招生尚没有放开;健康管理师、营养师和心理咨询师的资格考试,目前要求取得毕业证、有一定的相关工作经验后,必须在劳动部获准的有限的一些机构中参加培训并获得合格证才可参加。这些问题有待于职业准入政策的完善和资格认证工作规范后逐步解决。

总之,如果能有效解决现有和将要遇到的实际问题,社区健康管理专业将成为卫生职业教育中最具发展潜力的课程体系,对整个卫生行业的发展也具有深远意义。这一专业课程若能在皖北卫生职业学院率先并顺利有效实施,将是"宽基础、活模块"课程模式在职业学院的有效验证和良好典范,具有推广价值。

第三节 建议与思考

卫生职业学院培养的毕业生是以人及人的健康为服务对象的,这与其他职业教育有所不同。服务对象的复杂性,决定了培养过程的灵活性。在体现教育质量的专业课程设置上,不能死守某一固定规律,应在专业课程开发、课程内容的选择、教学方法、考核方式等各个方面体现出灵活性,提高毕业生的市场适应能力,使其学会面对不同的服务对象、同一服务对象的不同阶段采用适当的服务措施;还应根据教育活动的效果及时调整并逐步完善教育实施过程的每一个环节。对职业教育专业建设最强有力的指导是市场的需求,要求专业建设和课程开发者要具有敏锐的市场变迁的洞察力和较准确的预见性,还要有坚持不懈的探索和创新精神以及较强的服务意识。这一切工作的前提和保障是政策的支持和领导者的合理决策。我国的职业教育课程改革刚刚起步,尤其是卫生职业教育,要完善并形成中国的职业教育课程改革理论体系,还需要艰辛的探索和努力。

附 录

附录一：

皖北卫生职业学院三年制专科社区健康管理专业"宽基础"阶段课程设置板块

板块划分	课程	授课时段	授课时数（每学期时数×学期数）	考核要求
政治文化类	政治	第1、2学期	36×2	主修
	体育	第1、2、3、4学期	72×4	主修
	语文	第1学期	54×1	主修、辅修
	数学	第1学期	54×1	选修
	化学	第1学期	54×1	选修
工具类	计算机	第1、2、3、4学期	36×4	主修、辅修
	英语	第1、2、3、4学期	36×4	主修、辅修
公关类	医学伦理学	第1学期	36×1	辅修
	礼仪	第1学期	36×1	辅修
	人际关系	第3学期	36×1	辅修
	心理学基础	第3学期	72×1	主修
	就业与创业指导	第4学期	36×1	辅修

板块划分	课程	授课时段	授课时数 （每学期时 数×学期数）	考核要求
职业群 专业类	人体解剖学	第1、2学期	72×2	主修
	生理学	第1学期	54×1	主修
	生物化学	第1学期	54×1	辅修
	病理学	第2学期	90×1	主修
	药理学	第2学期	90×1	主修
	保险常识	第1学期	36×1	选修
	营销学	第2学期	72×1	选修
	管理学	第2学期	72×1	选修

附录二：

皖北卫生职业学院三年制专科社区健康管理专业"活模块"阶段课程设置

板块划分	课程	授课时段	授课时数 （每学期时 数×学期数）	考核要求
健康管理 师取证	预防医学	第3学期	90×1	主修、辅修
	营养学	第3学期	90×1	主修、辅修
	环境学	第4学期	72×1	主修、辅修
	运动学	第4学期	72×1	主修、辅修
	康复医学	第3学期	108×1	主修、辅修
	运用管理学	第3学期	90×1	主修
	健康管理师资格 考试应试指南	第4学期	144×1	选修
临床执业 医师（士） 取证	内科学	第3学期	144×2	主修、辅修
	外科学	第3学期	72×2	主修、辅修
	妇产科学	第3学期	72×2	主修、辅修
	儿科学	第3学期	72×2	主修、辅修
	传染病学	第4学期	72×1	主修

板块划分	课程	授课时段	授课时数（每学期时数×学期数）	考核要求
临床执业医师（士）取证	神经病学	第4学期	72×1	主修
	精神病学	第4学期	72×1	主修
	临床执业医师（士）资格考试应试指南	第4学期	144×1	选修
临床执业护师（士）取证	基础护理学	第3学期	90×1	主修
	健康评估	第3学期	72×1	主修、辅修
	外科护理学	第3、4学期	72×2	主修、辅修
	妇产科护理学	第3学期	54×2	主修、辅修
	儿科护理学	第3学期	54×2	主修、辅修
	内科护理学	第3、4学期	72×2	辅修
	急救护理技术	第4学期	36×1	辅修
	社区护理	第4学期	72×1	主修
	临床执业护师（士）资格考试应试指南	第4学期	144×2	选修
公共卫生医师（士）取证	卫生统计学	第3学期	144×1	主修、辅修
	流行病学	第3学期	144×1	主修、辅修
	中医学	第3学期	108×1	主修、辅修
	环境卫生学	第3学期	72×1	主修、辅修
	劳动卫生与职业病学	第4学期	72×1	主修
	营养与食品卫生学	第4学期	72×1	主修
	临床执业公共卫生医师（士）资格考试应试指南	第4学期	144×2	选修

板块划分	课程	授课时段	授课时数 （每学期时 数×学期数）	考核要求
营养师 取证	基础营养学	第3学期	90×1	主修
	食物营养与食品 卫生	第3学期	90×1	主修
	人群营养学	第3学期	90×1	主修
	公共营养学	第3学期	90×1	主修
	营养缺乏与营养 过量	第4学期	36×1	主修
	疾病营养学	第4学期	36×1	主修
	营养强化与保健 食品	第4学期	72×1	主修
	食品加工与烹饪	第4学期	72×1	主修
	营养师资格考试 应试指南	第4学期	144×1	选修
心理 咨询师 取证	基础心理学	第3学期	72×1	主修
	社会心理学	第3学期	72×1	主修
	发展心理学	第3学期	72×1	主修
	变态心理学与 健康心理学	第3学期	72×1	主修
	心理测量学	第3学期	72×1	主修
	咨询心理学	第4学期	36×1	主修
	职业道德和法 律法规	第4学期	36×1	辅修
	心理疾病诊断 技能	第4学期	72×1	主修
	心理咨询技能	第4学期	36×1	主修
	心理测验技能	第4学期	36×1	主修
	心理咨询师资格 考试应试 指南	第4学期	144×2	选修

参考文献

[1]（美）艾伦·C.奥恩斯坦,弗朗西斯·P.汉金斯著.柯森,钟启泉译.课程:基础、原理和问题(第三版)[M].南京:江苏教育出版社,2002.

[2]（美）杜威(Dewey)著.王承绪译.民主主义与教育[M].北京:人民教育出版社,1990.

[3]（苏）尼·伊·马基延科著.关益译.职业技术学校教学教育过程[M].北京:教育科学出版社,1987.

[4] 张家祥,钱景舫.职业技术教育学[M].上海:华东师范大学出版社,2001.

[5] 何小刚.职业教育研究[M].合肥:安徽人民出版社,2006.

[6] 陈俊瑜.健康管理[M].台北:全华科技图书股份有限公司,2006.

[7] 马庆发.当代职业教育新论[M].上海:上海教育出版社,2002.

[8] 李向东,卢双盈.职业教育学新编[M].北京:高等教育出版社,2005.

[9] 黄克孝.职业和技术教育课程概论[M].上海:华东师

范大学出版社,2001.

[10] 刘春生,徐长发.职业教育学[M].北京:教育科学出版社,2002.

[11] 黄显华,朱嘉颖.课程领导与校本课程发展[M].北京:教育科学出版社,2005.

[12] 王斌华.校本课程论[M].上海:上海教育出版社,2000.

[13] 赵山明.公民健康素质研究[M].郑州:郑州大学出版社,2005.

[14] 李翰洋.管理者的健康管理[M].北京:中国经济出版社,2006.

[15] 靳玉乐,黄清.课程研究方法论[M].重庆:西南师范大学出版社,2000.

[16] 刘桂林.中国近代职业教育思想研究[M].北京:高等教育出版社,1997.

[17] 丁念金.课程论[M].福州:福建教育出版社,2007.

[18] 黄甫全.现代课程与教学论学程(下册)[M].北京:人民教育出版社,2006.

[19] 吴白彦.生命质量的表达及评价[M].武汉:湖北科学技术出版社,2004.

[20] 徐国庆.实践导向职业教育课程研究:技术学范式[M].上海:上海教育出版社,2005.

[21] 郭淑敏,马万昌.产业结构与职业教育[M].北京:中国科学技术出版社,2004.

[22] 卫生职业教育教学指导委员会.全国中等卫生职业教育教学计划和教学大纲汇编——护理专业教学计划和教学大纲[M].北京:人民卫生出版社,2007.

[23] 陈君石,黄建始.健康管理概论[M].北京:中国协和医科大学出版社,2006.

[24]廖冬莉.兰州市女子职业学校"女生与女性意识"校本课程开发与研究[D].兰州:西北师范大学,2004.

[25]陈彦.高职院校校本课程评价研究[D].长沙:湖南农业大学,2005.

[26]姜建成.首都师范大学《科学教育》辅修专业《现代科学技术》课程的开发[D].北京:首都师范大学,2006.

[27]易元祥.中国高等职业教育的发展研究[D].武汉:华中科技大学,2004.

[28]张宁新.中等职业学校课程改革与课程设置的研究[D].南京:南京师范大学,2004.

[29]孙双华.综合职业能力为本的高职教育课程开发研究[D].福州:福建师范大学,2005.

[30]赏兰.中等职业教育旅游专业课程设置研究——韶关市职业高级中学旅游专业课程设置个案研究[D].南昌:江西师范大学,2006.

[31]刘虎.高等职业院校专业建设研究——基于系统分析的方法[D].上海:华东师范大学,2011.

[32]谢勇旗.高等职业教育专业设置研究[D].天津:天津大学职教学院,2004.

[33]杨光.高等职业技术教育专业建设市场性研究[D].武汉:华中科技大学,2004.

[34]马凯歌.高等职业学院特色专业建设的研究——以河北旅游职业学院为例[D].北京:首都师范大学,2011.

[35]吴佳静.中国城市社区医疗与健康管理市场化及策略研究[D].上海:上海外国语大学,2013.

[36]卢巧.在农村社区卫生服务中开展健康管理的研究[D].杭州:浙江大学,2011.

[37]徐文君.健康管理理念在社区卫生服务中的应用研究——以糖尿病的综合防制为例[D].南京:南京医科大

学,2010.

［38］中华人民共和国劳动和社会保障部职业技能鉴定中心.劳动和社会保障部职业技能鉴定中心关于健康管理师等建议职业的意见［Z］.2005－8－2.

［39］Proenca E Jose. A Stakeholder Approach to Community Health Management［J］. *Journal of Health and Human Services Administration*,2004，26(1):10－34.

［40］Nadasan，Valentin，Bacârea，Vladimir，Ábrám，Zoltan，Calinici，Tudor，Marusteri，Marius. An Integrated Noncommunicable Disease Risk Assessment and Data Management Application for Community Health Promotion Campaigns［J］. *Applied Medical Informatics*，2014,35（4）:27－34.

［41］Morrison Joanna，Tumbahangphe Kirti Man，Budhathoki Bharat，Neupane Rishi，Sen Aman，Dahal Kunta，Thapa Rita，Manandhar Reema，Manandhar Dharma，Costello Anthony Osrin David. Community Mobilisation and Health Management Committee Strengthening to Increase Birth Attendance by Trained Health Workers in Rural Makwanpur，Nepal：Study Protocol for a Cluster Randomised Controlled Trial［J］. *Trials*,2011,(12):128.

［42］黄建始，陈君石.健康管理在中国的历史、现状和挑战［J］.中华全科医师杂志,2007,6(1):45－47.

［43］张瑞利.健康管理产业的供给现状及趋势分析［J］.卫生经济研究(改革热点),2007,(4): 50.

［44］蒋乃平."宽基础、活模块"课程结构研究［J］.中国职业技术教育，2002,(3):50－53.

［45］蒋乃平.课程目标与综合职业能力——对"宽基础、活模块"的再思考之一［J］.教育与职业,1999,(1):19－21.

[46] 蒋乃平."宽基础"及其板块设计——对《集群式模块课程》的再思考之二[J].教育与职业,1999,(2):6－7.

[47] 蒋乃平."活模块"阶段的设计思想——对《集群式模块课程》的再思考之三[J].职业与教育,1999,(3):15－17.

[48] 蒋乃平.没有标准就没有质量——对《集群式模块课程》的再思考之四[J].教育与职业,1999,(4):30－31.

[49] 蒋乃平.课程模式和课程方案评价的作用和标准——对"宽基础、活模块"的再思考之十一[J].教育与职业,1999,(11):18－20.

[50] 蒋乃平.用人单位的需要是文化课改革的重要参照点——"宽基础、活模块"课程模式再论之十二[J].职业技术教育,2008,(13):45－49.

[51] 刘新宇.健康管理,用全新理念提供健康解决方案[J].医药产业资讯(医院·观察),2005,(2):94－95.

[52] 姚敏红.健康管理,保健业的新看点[J].知识经济,2007,(3):62－64.

[53] 郑斌,张勘.对社区健康管理的认识与思考[J].上海医药,2012,33(24):31－33.

[54] 谢昀昀,万晓光,曾渝.健康管理专业人才高校培养模式探讨[J].中国校外教育,2013,9:35－36.

[55] 朱智明,周山,赵强元等.应用健康管理理念和方法加强军队干部保健工作[J].海军总医院学报,2009,22(2):99－100.

[56] 任晋生,王丽君,申俊龙等.健康管理的社会保障效益分析[J].南京医科大学学报(社会科学版),2008,8(2):125－127.

[57] 娄培安.健康管理概述[J].中国校医,2008,22(1):117－119.

[58] 李明.健康管理师的现状与展望[J].中华健康管理学

杂志,2009,3(2):118－120.

[59] 杜学礼,鲍勇.新医改形势下社区健康管理发展战略(一)[J].中华全科医学,2010,8(10):1207－1280.

[60] 张瑞利.健康管理产业的供给现状及趋势分析[J].卫生经济研究(改革热点).2007,4.

[61] 高晶,张复亮,汪志良.社区居民对社区健康管理服务认知与需求的调查研究[J].中国全科医学,2013,(6).

[62] 熊晓晖.在卫生职业教育开展健康管理的思考[J].心理医生,2012,4:384.

[63] 尤川梅,朱宏斌,金生国等.将健康管理理念注入社区卫生服务的思索[J].中国妇幼保健,2007,22(22):3041－3043.

[64] 张玉玲.健康管理登陆中国[N].光明日报,2002－12－17.

[65] 朝阳职业 健康管理师[N].中国劳动保障报,2005－12－10(4,培训).

[66] 宇娜.健康管理:由健康危机催生的新兴行业[N].大连日报,2006－7－17(C03,人才·关注).

[67] 雷正光.市场引领的职业院校专业开发与建设实务(高职版,课件).百度文库.http://wenku.baidu.com/view/28646f26b4daa58da0114a55.html.

后 记

本书为安徽省教育厅质量工程研究项目"社区健康管理特色专业开发建设"(项目编号:2014tszy087)研究成果,由皖北卫生职业学院学术著作出版基金资助出版。这个专业建设项目在申报之前已经做了大量的前期工作,早在2006年就开始酝酿。当时,笔者有幸接触北京耀华康业科技发展有限公司总经理王汉亮先生,对健康管理行业产生了浓厚的兴趣,也就是从那时开始萌生为健康管理专业技术人才的培养做点事情的想法。

近10年间,查阅大量文献资料,深入社会人才市场调研,将搜集回来的第一手资料归纳整理,先后在《中国校医》《卫生职业教育》《蚌埠医学院学报》《中华全科医学》等期刊上发表相关论文10余篇。在深入学习钻研的过程中,思路逐渐清晰,顺利准批为安徽省教育厅质量工程研究项目。在新老研究成果的基础上,依据国家政策和职业教育理论,成就本书。

本书的出版也算是多年辛苦的小收获,在这里,对那些给过我帮助的人表示衷心感谢!

首先,要感谢我的硕士研究生导师杜屏教授。本书获得出版离不开她的悉心指导、鼓励和教诲。师恩如山,没齿不忘。

　　还要感谢我的领导和同事，在工作上他们给了我莫大的关照和帮助，提供了很多方便，在此一并致以真诚的感谢和祝福。

　　最后，要感谢我的家人和挚友，他们在生活上的照顾和精神上的支持，勉励着我克服困难，完成心愿。

　　不尽的感谢，深埋于心。献以此书，共享收获。

邓斌菊

2015 年 2 月